# YAMAS e NIYAMAS

# DEBORAH ADELE

# YAMAS e NIYAMAS

## A ÉTICA DO YOGA

**Prefácio**
Lu Brites
Iniciou-se no yoga aos 14 anos por intermédio da mestra Mataji Indra Devi quando esta era aluna do mestre Cosmelli, em Porto Alegre (RS). Durante a carreira como bailarina, atriz e coreógrafa, formou-se professora de dança pelo Estado francês, concluiu o bacharelado em Teatro pela Casa das Artes de Laranjeiras, no Rio de Janeiro, cursou teatro físico com o diretor inglês David Glass, passou pela Companhia de Dança Deborah Colker e fundou a própria companhia, a Cavallaria Cênicas. Tem formação em Ashtanga Vinyasa Yoga pela escola Vidya e pela Premananda Yoga School, e atualmente estuda o método Dharma Yoga no Dharma Yoga Center, em Nova York. Dirige a DOM School — uma escola de yoga e arte para o desenvolvimento integral, a qual ela fundou em 2019, onde os cursos são baseados no método DOM, criado por ela ao longo de décadas de trabalho com a arte e os ensinamentos do yoga. Morou no Rio de Janeiro, em São Paulo e Paris, e hoje está radicada nos Estados Unidos, onde mantém sua escola itinerante.

**Tradução**
Priscila Catão
É tradutora literária e tem formação em vinyasa yoga. Já traduziu grandes mestres do advaita vedanta, como Sri Ramana Maharshi, e também traduziu o Yoga Mala, de Sri K. Pattabhi Jois. Atuou como intérprete em workshops de renomados professores do ashtanga yoga, como Kino MacGregor e Mark Robberds.

mantra·

Tradução a partir da edição em língua inglesa de *The Yamas & Niyamas: Exploring Yoga's Ethical Practice*, de Deborah Adele.

Título original: *The Yamas & Niyamas: Exploring Yoga's Ethical Practice*. Publicado originalmente em Duluth, Minnesota, Estados Unidos, em 2009, pela editora *On-Word Bound Books*. Traduzido com base na 1ª edição.

Grafia conforme o novo Acordo Ortográfico da Língua Portuguesa.

1ª edição, 1ª reimpressão 2023.

**Editores:** Jair Lot Vieira e Maíra Lot Vieira Micales
**Coordenação editorial:** Fernanda Godoy Tarcinalli
**Produção editorial:** Carla Bettelli
**Edição e preparação de textos:** Marta Almeida de Sá
**Assistente editorial:** Thiago Santos
**Revisão:** Tatiana Y. Tanaka Dohe
**Diagramação:** Estúdio Design do Livro
**Capa:** Marcela Badolatto

Dados Internacionais de Catalogação na Publicação (CIP)
(Câmara Brasileira do Livro, SP, Brasil)

---

Adele, Deborah, 1949-.

    Yamas e Niyamas : a ética do yoga / Deborah Adele ; prefácio Lu Brites ; tradução Priscila Catão. – 1. ed. – São Paulo : Mantra, 2021.

    Título original: The Yamas & Niyamas

    ISBN 978-65-87173-06-1 (impresso)
    ISBN 978-65-87173-07-8 (e-pub)

    1. Ética 2. Filosofia 3. Filosofia oriental 4. Iluminação (Filosofia) 5. Sabedoria 6. Yoga 7. Yoga – Filosofia I. Brites, Lu. II. Título.

21-57236                CDD-181.45

---

Índice para catálogo sistemático:
1. Yoga : Filosofia oriental : 181.45

Maria Alice Ferreira – Bibliotecária – CRB-8/7964

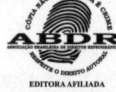

# mantra.

São Paulo: (11) 3107-7050 • Bauru: (14) 3234-4121
www.mantra.art.br • edipro@edipro.com.br
@ @editoramantra

*Dedicado a
Yogiraj Achala,
que fez esses dez princípios se concretizarem em minha vida,
e a todos os seres sencientes
que eu espero que se beneficiem desta jornada.*

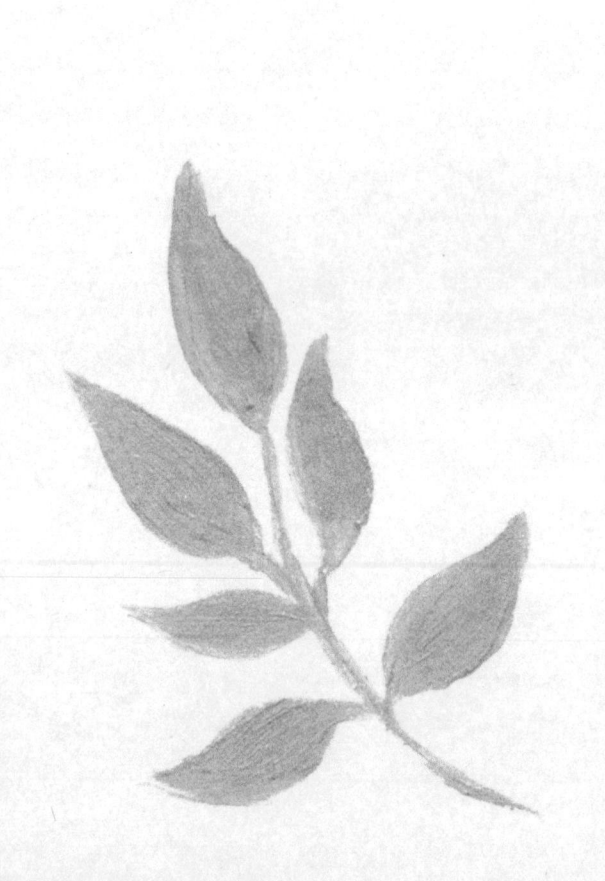

# SUMÁRIO

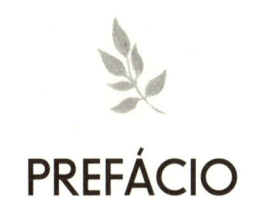

# PREFÁCIO

Os *yamas* e *niyamas* formam um conjunto de valores que guiam minhas escolhas. Uso os *yamas* e *niyamas* como um oráculo. Quando estou sofrendo ou me sinto perdida em relação a alguma questão, sento em postura de meditação ou saio para uma caminhada — pergunto um a um dos ensinamentos dessa filosofia onde está meu trabalho pessoal naquele momento. Procuro saber quais são as relações que estou estabelecendo, com o mundo ou comigo mesma, que me trazem insatisfação, medo ou ansiedade no presente momento. Há muitos anos encontro nesses princípios o caminho que me orienta.

Para dar uma visão ampla dos *yamas* e *niyamas*, gostaria de apresentar algumas informações que contextualizam suas origens e alguns de seus propósitos.

A primeira informação importante é saber que eles são apenas dois dos oito aspectos do sistema de yoga organizado pelo sábio Patanjali no livro *Os yoga sutras de Patanjali*.[1] Esse livro é a fonte inaugural de grande parte dos estudos que chegaram até nós — ocidentais — sobre o yoga clássico. Traduzido no mundo inteiro e interpretado por incontáveis estudiosos, *Os yoga sutras de Patanjali* compõem uma das relíquias mais preciosas já produzidas sobre o desenvolvimento da mente humana. Esses estudos surgiram entre 500 e 300 a.C. e acredita-se ser uma compilação de muitos anos de discussões entre mestres e sábios da época. Cada palavra dos yoga sutras foi talhada como uma escultura literária em seus 196 versos. Cada um desses sutras — como são chamados em sânscrito — é um objeto de estudo condensado e vigoroso. A sagacidade desses versos é tamanha que eles permitem múltiplas interpretações e aprofundamentos em diferentes direções do pensamento. Para cada pessoa que se debruça sobre essa obra milenar, uma visão única de seu significado se revela. Uma das belezas proporcionadas por esses textos é abrir o caminho para cada ser humano chegar a si mesmo.

Quando incorporados, os yoga sutras tornam-se um bálsamo na vida. Os oito elementos do sistema de práticas são chamados *ashtanga* (*ashta* significa

---

1. Patanjali. *Os yoga sutras de Patanjali*. São Paulo: Mantra, 2017. (N.E.)

oito e *anga* significa partes); eles são: os *yamas* (ética relacional), os *niyamas* (ética íntima), os *asanas* (posturas), o *pranayama* (respiração), o *pratyahara* (orientação dos sentidos), o *dharana* (concentração), *dhyana* (meditação) e *samadhi* (comunhão). O sistema *ashtanga* é um instrumento extraordinário para a expansão e a liberação da mente. Sua arquitetura interna se articula de uma maneira tão perfeita para responder às demandas da vida que, quando realmente nos aprofundamos nesses estudos, é possível tocar camadas surpreendentes da existência. Acredito que são essas revelações admiráveis, percebidas por quem pratica esse sistema, que criam uma aura mítica em torno do texto. Contudo, a essência desses conhecimentos é transparente e compreensível, até mesmo fácil, quando abordada com precisão.

A segunda consideração é a perspectiva da prática. *Yamas* e *niyamas* devem ser praticados como um voto por quem aspira desenvolvimento pessoal. Parte do que caracteriza a filosofia oriental e a diferencia do conhecimento ocidental é que um sistema como o yoga, por exemplo, só se torna sabedoria quando incorporado ao sujeito. O *sadhana* (conjunto de práticas do yoga) constante é a maneira de integrar essas qualidades. Apenas decorar os versos ou mesmo entender seus significados intelectualmente não configura que alguém realmente vive de acordo com os princípios propostos. Todo o conhecimento das disciplinas do yoga deve ser afirmado a todo momento. *Yamas* e *niyamas* são condutas íntimas e relacionais que devem reger um praticante em seu cotidiano — até que se tornem uma qualidade natural.

O terceiro aspecto sobre essa prática é o fato de serem as primeiras orientações no yoga clássico. Nos dias atuais, as posturas físicas são as protagonistas quando pensamos em yoga. No entanto, dentro do sistema *asthanga* de *Os yoga sutras de Patanjali*, *yamas* e *niyamas* são os primeiros passos apresentados, valores éticos fundamentais para orientar o iogue. Para que aquele que se dedica às práticas do yoga possa ter discernimento no uso das habilidades que são adquiridas nessa disciplina, ou seja, de que adiantaria tornar seu corpo flexível, ter grandes capacidades respiratórias e uma mente extremamente afiada se esses poderes forem aplicados de forma nociva contra as pessoas, o mundo e o próprio praticante?

O quarto aspecto que eu gostaria de ressaltar é que, dentro do contexto do sistema completo do yoga, o objetivo do *sadhaka* (praticante) é conduzir sua mente à liberdade. Esta é a última instância almejada: a paz do espírito. Os sutras proporcionam uma fórmula para chegar a essa realização interior, limpando de forma progressiva, por meio das práticas, os comportamentos e os conceitos — crenças limitantes — que impedem o praticante de atingir níveis expandidos de consciência. Nesta lógica, para quem almeja conquistar a libertação da mente, é indispensável ter coerência entre sentir, falar, pensar e agir. Essa coerência deve estar também de acordo com valores que não geram sofrimentos a nós nem aos que estão ao nosso redor. Para que possamos cessar o desperdício de energia mental e fruir no dom de existir, segundo os ensinamentos milenares do yoga, é preciso que estejamos em sintonia com as condutas dos *yamas* e *niyamas*. Sem este alinhamento ético, criamos pensamentos conflitantes em relação aos padrões de comportamento e geramos "culpa" — mesmo que de forma inconsciente. Esses conflitos gerados quando agimos em desarmonia com os princípios morais básicos surgem na meditação e dispersam a mente, impossibilitando o processo de liberação. Às vezes, podemos nos equivocar a respeito das práticas pensando que, independentemente de qualquer coisa, conseguiremos sentar e meditar, mas, se formos fundo o bastante, entenderemos que só pode ser livre uma mente que não está aprisionada à violência, à mentira, ao apego, à indulgência ou a outros aspectos limitantes.

A quinta perspectiva sobre a importância de termos consciência dos princípios de *yamas* e *niyamas* é podermos contar com uma fonte de orientação pessoal. Conforme elegemos algo que nos guia em ressonância com o que acreditamos profundamente, ganhamos tempo e espaço mental para avançar em nossa busca espiritual. Também facilita fazer escolhas que possam direcionar a energia para colaborar de forma positiva e impactante no mundo. Se ocorrer o contrário disso — com as pessoas que não dispõem desse conhecimento —, muita vitalidade poderá ser gasta em estabelecer essas bases, sobretudo se na educação familiar ou escolar esses princípios não estiverem em foco.

Somos educados para ter sucesso financeiro, *status* social, constituir família por meio de relacionamentos sólidos. Queremos ter saúde e nos divertir. Aprendemos que, como resultado dessa soma, seremos felizes. Mas onde, nos pilares da nossa criação, estavam os princípios que dão suporte a essas conquistas? Fazer bem a si mesmo e ao mundo é um tema que não tem recebido um espaço efetivo no sistema de educação oficial. Fomos ensinados a alvejar algumas "metas", mas quando e como aprendemos a viver de forma realmente harmoniosa com o mundo e com nós mesmos? Os ensinamentos ligados às condutas morais — comumente associados às religiões — tornaram-se na vida contemporânea um assunto inapropriado.

Quando proferimos a palavra "moral" nestes tempos em que vivemos, nem sempre ela soa como algo positivo. Alain de Botton e John Armstrong no livro *Arte como terapia* levantam a seguinte questão:

> A palavra "moralidade" se tornou tremendamente problemática para os tempos modernos. Não costumamos reagir muito bem aos conselhos de como agir para sermos "bons". Temos pavor que interfiram em nossa vida. Gente que imediatamente concorda que precisa malhar na academia ficaria abespinhada se alguém sugerisse trabalhar o caráter e almejar a virtude tal qual almeja a forma física. Um pressuposto central no pensamento político democrático moderno é que nos deixem viver como queremos, sem que ninguém se envolva, sem temermos juízos morais ou nos sujeitarmos aos caprichos da autoridade (...).

Perdemos o senso do que é o melhor para o indivíduo e sua comunidade. O "bom samaritano", aquele que tem a atitude proativa em apoio, respeito e colaboração com o próximo, muitas vezes, na cultura do "esperto", da vantagem e do privilégio, passa por um ser ignóbil, que, se não tiver uma posição de destaque na sociedade, não é reconhecido por seus altos valores. É pouco provável que na lista de destaques célebres estejam as pessoas que "apenas" sejam providas de altos valores. Vivemos no tempo dos resultados. E o resultado dessas condutas, sabemos, quem verdadeiramente conhece é o travesseiro de cada um.

Acredito que eleger uma gama de princípios morais para reger nossas escolhas seja muito diferente de agir como alguém moralista. Nossas regras pessoais servem para reger a nós próprios, e não para julgar ou tentar controlar o outro. Recuperar a admiração pela ética é uma missão neste momento global. Diante de uma revolução civilizacional, que ameaça a continuidade da espécie humana no planeta, o resgate dos princípios básicos de condutas é emergencial! É essencial conhecer ensinamentos com valores independentes de uma religião específica! Precisamos difundir maneiras de enxergar, sentir e agir no mundo sob leis que defendam a vida e nos estimulem para que cada um seja responsável por sua jornada na Terra – pensando de maneira individual e coletiva. O yoga é um sistema que pode atender a pessoas de todas as culturas e religiões, e os *yamas* e *niyamas* são os pilares desse sistema.

Sem dúvida, é importante ter acesso a alguém que tenha intimidade com a cultura do yoga para nos aproximarmos desses conceitos — caso contrário, pode parecer um conteúdo muito complexo e inacessível. Essa é a relevância da abordagem de *Yamas* e *niyamas* — A ética do yoga, de Deborah Adele. Um livro extremamente aprazível que auxilia o leitor na tarefa de conectar os conhecimentos milenares à vida contemporânea por meio de exemplos e histórias simples e interessantes.

Pessoalmente, adoro ter a clareza do que me guia. Eu me devoto com alegria aos contornos que me imponho para criar formas que acredito serem belas e boas na vida. Neste caso, considero de alto nível a opção de devotar não à minha pessoa, mas à antiga sabedoria do yoga, os princípios éticos que devo seguir. Pedir "conselhos", conversar com esse patrimônio da humanidade, é a forma que abordo os *yamas* e os *niyamas* — elegi esses preceitos como meus guias de vida. Posicionei os *yamas* e os *niyamas* no coração das minhas escolhas. Encontrei nesta filosofia um mapa que me orienta em minhas condutas pessoais, e já constatei que ele pode ser aplicado a todas as esferas da vida — uma forma de gerar coerência entre sentimentos, palavras, pensamentos e ações no mundo.

Você tem em mãos uma fonte cristalina de sabedoria numa linguagem franca e estimulante. Se este livro chegou até você, antes de tudo, agradeça, pois diz-se que o conhecimento — no yoga — chega por mérito.

Você não está sozinho(a), receba com alegria a herança oferecida por nossos ancestrais. Eles se dedicaram a compartilhar experiências para deixar nossa vida mais luminosa! Pense comigo, o conteúdo que você tem em mãos não chegou até você atravessando milênios à toa. É preciso muita consistência para resistir a guerras e catástrofes naturais, ascensões e quedas de impérios, pandemias, modismos e avanços tecnológicos. O que você tem nas mãos parece um livro, mas seu recheio na verdade é uma joia.

Experimente trazer para o âmago de sua vida essas propostas de conduta e observe quanta alegria você gera em si e à sua volta! Coragem! Entregue-se à leitura e transforme o mundo em um lugar melhor — sendo uma pessoa que vive para o melhor!

*Lu Brites*

# INTRODUÇÃO

Tenho uma caneca preferida que fica na escrivaninha do meu escritório, cheia de canetas e lápis. Ganhei-a de presente de um dos meus irmãos muitos anos atrás, e ainda hoje a olho diariamente e sorrio. Na caneca está escrito:

Compromissos de hoje:

- acabar com a Corrida Armamentista
- passar fio dental

Mencionei a caneca porque, além de me lembrar tanto dos ideais mais elevados de minha vida quanto de seus aspectos práticos, ela também reflete a essência dos *yamas* e *niyamas*. Esses dez princípios nos revelam as possibilidades dentro da existência humana e proporcionam uma orientação prática para tomarmos as decisões do dia a dia com habilidade.

Todos nós queremos viver bem. Sejamos realistas: no fim das contas, não é o quanto você tem ou o que você realizou que tem valor. O que importa é o quanto você conseguiu participar da própria vida, tanto nas rotinas ordinárias como nas surpresas extraordinárias. É como você se sente por dentro quando encosta a cabeça no travesseiro. Uma sensação de alegria e bem-estar o acompanha até sua cama? Ou sua cabeça chega ao travesseiro com pensamentos de raiva, amargor, desamparo, frustração, decepção consigo ou angústia?

Ser humano é algo complicado. Vivemos em meio a uma miríade de escolhas confusas e contradições. Como seres humanos que vivem entre outras formas de vida, precisamos atender às nossas necessidades considerando as necessidades da comunidade. Como um espírito dentro de um corpo humano, precisamos viver no potencial dos nossos sonhos ilimitados e da nossa realidade física limitada. Em meio a nossa indecisão e desorientação, esses princípios nos ajudam a mergulhar com profundidade em nossa própria autenticidade e em uma vida mais rica e abundante do que jamais conseguiríamos imaginar, simplesmente por estarmos vivendo com mais habilidade e consciência.

Pode parecer fácil, mas não é. Como podemos controlar nossas escolhas quando a vida parece nos jogar de um lado para outro com seus altos e baixos, suas várias demandas e suas diversas vozes que nos dizem do que nós precisamos e o que temos de errado? Como podemos nos tornar habilidosos quando nos pegamos fazendo de novo o que prometemos que nunca mais faríamos? Como alguém pode se tornar habilidoso se acabou de gritar com o filho ou o cônjuge e agora está se sentindo péssimo? Como podemos nos tornar habilidosos quando nos sentimos presos a um emprego sem futuro que suga toda a nossa energia? Como podemos nos tornar habilidosos quando acabamos de devorar um chocolate e estamos nos recriminando com palavras de autocrítica?

Adquirir a habilidade de escolher nosso comportamento, nossos pensamentos e nossas ações talvez seja a maior aventura que podemos iniciar como seres humanos. No filme *As férias da minha vida*, Georgia Byrd fica chocada ao descobrir que só tem três semanas de vida e decide realizar a vida de seus sonhos, cheia de possibilidades. Numa mudança incrível da personagem, a mulher tímida e presa às suas percepções sobre as realidades da vida de repente desabrocha corajosamente e cria para si a vida que sempre desejou ter.

Não precisamos de uma sentença de morte para mudar. Podemos desabrochar com coragem e criar nossas vidas neste momento, e os dez princípios do yoga, os *yamas e niyamas*, podem ajudar nesse salto rumo à vida que almejamos. Com a orientação deles, a turbulência e o drama que costumam fazer parte de nossa vida começam a desaparecer.

O resultado de uma vida conduzida com habilidade é nada menos do que a alegria. Não a alegria que aparece quando as coisas vão bem e que desaparece com a mesma rapidez, mas aquela que vem de dentro. Aquela alegria que vem da sensação de controle da própria vida, a sensação de que estamos prontos para tudo aquilo que a vida possa nos apresentar. Talvez não tenhamos nada para resolver antes do tempo, mas apenas uma vida para ser bem vivida ou não. O que você vai escolher para si mesmo?

# O QUE SÃO OS *YAMAS* E *NIYAMAS?*

Os *yamas* e *niyamas* são fundamentais para todo o pensamento do yoga. O yoga é um sistema sofisticado que não envolve apenas fazer posturas — é literalmente um modo de viver. O yoga tem o objetivo de fazer com que você tenha cada vez mais consciência não apenas de seu corpo, mas também de seus pensamentos. Esses ensinamentos seguem uma metodologia prática, passo a passo, que o faz compreender suas experiências e mostra o caminho da próxima fase. Eles são como um mapa detalhado, que mostra onde você está e como procurar seu próximo ponto. Os ensinamentos facilitam o controle de sua vida, direcionando-a para a realização que você almeja.

Os *yamas* e *niyamas* podem ser considerados instruções, princípios, disciplinas éticas, preceitos ou limitações e observâncias. Costumo pensar neles como pedras preciosas, pois são joias raras de sabedoria que nos orientam rumo a uma vida bem vivida e feliz. Na filosofia do yoga, essas joias são os dois primeiros passos do caminho dos oito passos.[2]

As primeiras cinco joias são chamadas de *yamas*, uma palavra em sânscrito que pode ser traduzida literalmente como "restrições", e esses *yamas* incluem a não violência, a verdade, o não roubar, a moderação e a não apropriação. As últimas cinco joias são conhecidas como *niyamas*, ou "observâncias", e incluem a pureza, o contentamento, a autodisciplina, o estudo de si mesmo e a entrega. Muitos guias de condutas éticas nos deixam confusos com seus conceitos ou confinados a conjuntos de regras. Os princípios do yoga não nos impedem de viver a vida; eles fazem a vida se abrir cada vez mais plenamente para nós e se associam uns aos outros de formas práticas e facilmente compreensíveis.

---

2. O caminho dos oito passos, ou ashtanga yoga, vem dos *Yoga Sutras* de Patanjali. Patanjali, curioso a respeito do que era verdadeiro em todos os diferentes tipos de yoga, sistematizou esses princípios básicos de todo o yoga em escritos chamados de *Yoga Sutras*. Nossa palavra "sutura" vem do termo "sutra"; pense nessas verdades como se elas tecessem toda a sua vida, assim como uma sutura médica costuraria seu corpo dilacerado. Os escritos dos *Yoga Sutras* formam um texto básico para o yoga clássico. Os outros seis passos do caminho dos oito passos são *asanas*, ou posturas; *pranayama*, ou controle da respiração; *pratyahara*, ou supressão dos sentidos; *dharana*, ou concentração; *dhyana*, ou meditação; e *samadhi*, o estado de unidade.

**Não violência**, a primeira joia, serve de fundamento para os outros princípios, que por sua vez aprofundam o significado da não violência e enriquecem seu valor. Não violência é a atitude de se relacionar corretamente com os outros e com o eu, sem abnegação ou exaltação de si mesmo. Esse princípio nos orienta a vivermos juntos, compartilharmos nossos bens e fazermos o que desejamos fazer — sem prejudicar os outros ou a nós mesmos.

A **verdade**, a segunda joia, está relacionada à não violência. A união desses dois princípios gera uma dança poderosa entre dois elementos aparentemente opostos. Reconhecemos essa afirmação quando começamos a praticar, a dizer a verdade sem causar nenhum mal aos outros. Como parceiras, a verdade impede a não violência de ser um motivo para agir covardemente; por sua vez, a não violência impede a verdade de ser uma arma brutal. Quando dançam juntas com perfeição, elas criam algo espetacular de se ver. A união das duas é nada menos do que o amor profundo que se expressa por completo. E quando há motivos para discordância ou conflito entre elas, a verdade se rende à não violência. Antes de tudo, não praticar o mal.

O **não roubar**, a terceira joia, orienta nossas tentativas e tendências de buscar a satisfação em nosso exterior. É comum que nossa insatisfação com nós mesmos e nossas vidas nos faça buscar algo do lado de fora, com a tendência de roubar o que não nos pertence de maneira legítima. Nós roubamos da Terra, dos outros e de nós mesmos. Roubamos da nossa própria oportunidade de nos desenvolvermos e nos tornarmos alguém que tem o direito de ter a vida que deseja.

A **moderação,** a quarta joia, tem sido interpretada por muitos como celibato ou abstinência. Muito embora isso certamente possa ser uma interpretação, seu significado literal é "caminhar com Deus". Quaisquer que sejam suas crenças sobre o divino, esse princípio quer dizer que existe uma consciência do sagrado em todas as nossas ações e uma atenção a cada momento que nos leva a uma atitude de santidade. Com base nos preceitos dessa santidade, estabelecemos um limite para deixarmos o excesso para trás e vivermos com o suficiente. Se já praticamos o não roubar, nós nos preparamos automaticamente para implementar esse princípio.

A **não apropriação**, a quinta e última joia dos princípios conhecidos como *yamas*, livra-nos da ganância. Ela nos lembra que nos prendermos a pessoas e objetos materiais é apenas um fardo, que faz de nossa vida uma experiência pesada e frustrante. Quando praticamos o desapego, nós nos movemos rumo à liberdade e ao prazer de uma vida mais aberta e revigorada.

Se passamos a conviver bem com essas primeiras cinco joias, percebemos que nosso tempo fica mais livre e que há mais espaço em nossas vidas. Os dias começam a parecer mais fáceis e mais leves. O trabalho se torna mais prazeroso, e nossos relacionamentos com os outros se tornam um pouco mais tranquilos. Passamos a gostar mais de nós mesmos, caminhamos com mais tranquilidade, percebemos que temos necessidade de possuir menos coisas e nos divertirmos mais. Ao iniciarmos o nosso estudo das cinco joias finais, ou *niyamas*, entramos em um domínio mais sutil, em um lugar de repouso interior que passa a ser como um *Shabat* para nós.

A **pureza**, a sexta joia, é um convite para limparmos nossos corpos, comportamentos e ações. Ela nos orienta a nos comportarmos melhor, pois assim nos tornamos mais disponíveis para as qualidades da vida que buscamos. Esse princípio também nos convida a purificar a maneira como nos relacionamos com o que é mais importante no momento presente. É a qualidade de nos alinharmos com os outros, com a tarefa à nossa frente e com nós mesmos.

O **contentamento**, a sétima joia, não pode ser buscado. Todas as coisas que fazemos para nos sentirmos realizados na verdade interferem em nossa satisfação e em nosso bem-estar. O contentamento só pode ser encontrado por meio da aceitação e do apreço em relação à maneira como as coisas são. Quanto mais aprendemos a não interferir "nas coisas como elas são", mais o contentamento nos encontra com quietude e equilíbrio.

A **autodisciplina**, a oitava joia, literalmente significa "exaltação" e também pode ser traduzida como purificação do espírito ou austeridade. É aquilo que nos faz mudar. A mudança nos transforma em pesos-pesados espirituais no jogo da vida; é a preparação para a própria grandeza. Nós sabemos como é fácil ser uma pessoa de bom caráter quando as coisas estão indo bem, mas e quando a vida nos apresenta algo mais sombrio? Quem você é nesses momentos? Esse princípio é um convite para buscarmos de modo premeditado o refinamento de nosso caráter. Ele nos faz questionar: você consegue ser confiante em meio à dificuldade? Consegue confiar no caminho da própria mudança?

O **estudo de si mesmo**, a nona joia, é a busca por autoconhecimento, é avaliar o que nos motiva e o que nos molda, pois estas são literalmente as causas por trás da vida que estamos vivendo. O estudo de si mesmo nos faz analisarmos as histórias que contamos sobre nós mesmos e observarmos que essas histórias fazem parte da realidade de nossa vida. No fundo, esse princípio nos convida a nos livrarmos da percepção falsa e limitadora que nosso ego nos impõe e a conhecermos a verdade do nosso eu divino.

A **entrega**, a décima joia, nos lembra que a vida sabe o que fazer mais do que nós. Com devoção, confiança e envolvimento, podemos receber cada momento de coração aberto. Em vez de remar contra a corrente, a entrega é um convite para acompanharmos a corrente subjacente, aproveitarmos o trajeto e apreciarmos a vista.

Neste livro, cada *yama e niyama* tem seu próprio capítulo, e a filosofia dos princípios é entrelaçada a exemplos práticos e histórias. No fim de cada seção, incluí uma lista de questões para orientar sua reflexão. Recomendo que você mantenha um diário e/ou crie um grupo de estudos para lhe ajudar a aprofundar o comprometimento consigo e com o seu aprendizado.

# AHIMSA

*Caos ao meu redor.*
*Acalmo meu coração,*
*transmito paz… paz.*
*— C. L.*

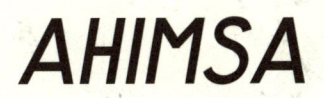

# AHIMSA:
# NÃO VIOLÊNCIA

Nos filmes *Karatê Kid*, o Senhor Miyagi a princípio parece um velhinho tolo e um tanto indefeso aos olhos do adolescente Daniel. O Senhor Miyagi é humilde e modesto; ele passa horas sentado, tentando capturar moscas com *hashis* e cuidando de seus bonsais, e parece não reagir minimamente quando provocado. No entanto, à medida que a história avança e os valentões passam a ameaçar tanto Daniel quanto o Senhor Miyagi, este começa a tomar atitudes defensivas. Daniel passa a enxergar a incrível destreza do idoso, que enfrenta com habilidade no caratê uma equipe de adversários mais jovens e maiores do que ele. A partir desse momento, o Senhor Miyagi se torna o mentor de Daniel na arte da defesa, na amizade verdadeira e na capacidade de viver bem.

A princípio, podemos ter a mesma impressão a respeito da não violência que Daniel teve em relação ao Senhor Miyagi. É algo que pode soar tão passivo e insignificante que torna fácil ignorar sua presença e as sutilezas de seu poder e nos leva a questionar por que falam tanto disso. No entanto, no pensamento oriental, a não violência é tão valorizada que se tornou o centro e a base de toda a filosofia e a prática do yoga. É como se os iogues estivessem dizendo que, se não fundamentarmos nossas vidas e ações na não violência, tudo que tentarmos terá um resultado volúvel. Todos os nossos sucessos, as conquistas, as esperanças e alegrias serão erguidos sobre um terreno instável se não tiverem a não violência como base.

> No pensamento oriental, a não violência é tão valorizada que é o centro e a base de toda a filosofia e a prática do yoga.

Matar e causar danos físicos são formas mais óbvias de violência, facilmente compreendidas e percebidas. Porém a não violência também tem muitas consequências sutis. Quando nos sentimos afobados, assustados, indefesos e desequilibrados e somos duros com nós mesmos, podemos terminar dizendo coisas maldosas ou até mesmo explodindo em um surto violento. À medida que aumentamos nossa consciência em relação a essas nuances, aprendemos que nossa capacidade de praticar a não violência com os outros está diretamente relacionada à nossa capacidade de praticá-la dentro de nós mesmos. Nossa força interna e nosso caráter determinam nossa capacidade de sermos uma pessoa pacífica tanto em casa como no mundo.

Nos filmes *Karatê Kid*, Daniel não faz aulas em nenhuma escola de caratê. Em vez disso, ele se torna habilidoso no caratê aprendendo a se movimentar em tarefas cotidianas como encerar carros, lixar madeira e pintar cercas. Da mesma maneira, nós desenvolvemos nossa capacidade de praticar a não violência aprendendo a nos mover em meio aos desafios cotidianos e lidando com as coisas que incitam nossas tendências violentas. O *ahimsa*, ou a não violência, literalmente significa "não causar mal", e faz com que exercitemos o nosso eu mais radiante, a melhor versão de nós mesmos. Nossa capacidade de exercermos a não violência está vinculada à prática proativa da coragem, do equilíbrio, do amor-próprio e da compaixão pelos outros.

## ENCONTRANDO NOSSA CORAGEM

Basta olharmos ao nosso redor para vermos que o medo é abundante. Ele está presente nos rostos covardes que se desviam, nos ataques violentos, nos muros de proteção, nos cestos de objetos pessoais, nos incontáveis gestos agressivos e nas palavras maldosas. Em um mundo abundante, os acumuladores tomam mais do que a sua própria parte, deixando outros necessitados. Guerras são iniciadas e disputadas para tomar bens e manter poder. No mundo inteiro, a inocência das crianças é destruída pelo abuso e pelo horror. Se olharmos mais de perto, poderemos encontrar a raiz de todos esses atos de ganância, controle e insegurança: o medo. É o medo que cria a violência.

Se quisermos começar a lidar com esses medos, precisamos saber qual é a diferença entre os medos que nos mantêm vivos e os que nos impedem de viver. O primeiro tipo de medo é instintivo e está imbuído em nós por motivos de sobrevivência. O segundo tipo é o medo do desconhecido. O desconhecido pode se tornar um lugar abundante a ser explorado quando percebemos que esse medo só existe em nossa imaginação. Essa desordem em nossa coragem só existe em nossas mentes e nos impede de enxergar as possibilidades em nossa vida.

O temor de saltar de paraquedas é um exemplo de medo que existe apenas na imaginação. Para mim, a ideia de saltar de um avião nas alturas e me lembrar de abrir o paraquedas no meio do caminho faz um calafrio descer pelas minhas costas e minha barriga roncar de medo. Tudo isso acontece no meu corpo neste exato momento, muito embora eu nunca tenha feito isso. Para enfrentar esse medo, a princípio, eu precisaria imaginar um cenário diferente para mim mesma, algo que parecesse divertido, uma aventura na qual eu saltaria do céu para a Terra com serenidade e habilidade. E depois, caso eu realmente quisesse usar minha coragem, ligaria para um piloto.

Ir atrás de pessoas e experiências que costumamos evitar é um terreno fértil para aprendermos coisas novas sobre nós mesmos e sobre a vida. Até mesmo aqueles que chamamos de inimigos podem nos ensinar bastante. As pessoas que evitávamos permitem que comecemos a pensar de modos diferentes e nos revelam partes de nós mesmos. Quando enfrentamos nossos medos relacionados a pessoas e experiências, descobrimos que o nosso conceito de si mesmo se expande. Nossa perspectiva aumenta, o mundo de repente parece maior, e nos tornamos mais capazes de navegá-lo. À medida que nos expandimos para esses lugares novos, nossa mente e nosso coração se tornam mais abertos, e sentimos menos necessidade de sermos violentos. Assim, para criarmos uma vida e um mundo livre de violência, em primeiro lugar precisamos encontrar nossa própria coragem.

> Para criarmos uma vida e um mundo livre de violência, em primeiro lugar precisamos encontrar nossa coragem.

Coragem não é a ausência de medo, mas a capacidade de ter medo sem se sentir paralisado. A coragem é encontrada quando enfrentamos nossos medos — incluindo os menores, os mais robustos, os mais corpulentos e aqueles imensos e assustadores. Para vivermos com plenitude, da maneira como nossa vida nos convida a viver, muitas vezes, precisamos nos permitir sentir medo e agir mesmo assim. Se nos mantivermos em segurança o tempo todo, como nossa coragem poderá aumentar? Um dos motivos por trás do poder incomparável de Gandhi era que ele acompanhava a vida; ele não fugia quando a vida ficava complicada ou difícil demais. Ele se mantinha presente e aprendia com o momento e, nesse processo, se tornou um líder de habilidade inalcançável, uma força que ninguém era capaz de deter. Para Gandhi, o medo se tornou um estímulo que o ajudou a desenvolver a própria coragem.

## CRIANDO EQUILÍBRIO

A coragem requer que sejamos a melhor versão de nós mesmos, ou seja, equilibrados. Pense nas vezes em que você foi grosseiro com os outros por causa do excesso de trabalho, do excesso de cafeína e açúcar ou de uma noite maldormida. O desequilíbrio em nossos sistemas é uma causa quase comum da violência, pois o incômodo que sentimos por dentro termina encontrando uma maneira de se expressar por fora. O equilíbrio cria harmonia dentro de nós, e a harmonia interna costuma se expressar por meio de ações externas harmoniosas. O doutor Phil Nuernberger enfatiza a importância do equilíbrio ao dizer que "a profunda harmonia do equilíbrio é o meu bem mais precioso, e eu o protejo ferozmente".

Criar equilíbrio em nossa vida não é uma tarefa fácil. Somos pessoas famintas e barulhentas, bombardeadas por estímulos e propagandas que prometem satisfazer aos nossos desejos mais íntimos. Se não temos o propósito de criar equilíbrio para nós mesmos, é fácil nos tornarmos vítimas de falsas promessas e preencher todos os espaços disponíveis com compromissos, atividades e todas as responsabilidades inerentes a uma agenda cheia. É contra nossa cultura reivindicar um espaço que seja apenas um espaço, mover-nos com mais lentidão ou demorar para resolvermos alguma coisa. Somos bombardeados e bombardeamos a nós mesmos.

> O equilíbrio ocorre quando ouvimos a orientação e a sabedoria de nossa voz interna.

E, se temos dúvidas, nossos calendários revelam a realidade da loucura em que estamos inseridos. A consequência de tudo isso é uma violência inescapável e imensurável que cometemos com nós mesmos e com as pessoas ao nosso redor.

Assim como o corpo, a mente e a alma precisam de tempo para digerir e assimilar as coisas. Assim como o corpo, a mente e a alma precisam de tempo para descansar. Possibilitamos esse descanso ao criar um espaço em que podemos respirar. Não é mais entulho, e sim mais espaço; espaço para refletir, espaço para manter um diário, espaço para nos resolvermos, espaço para a imaginação, espaço para sentir o chamado da força vital dentro de nós.

O equilíbrio não tem aparência definida porque não é um padrão que devemos nos impor; não é algo que podemos planejar ou agendar. Em vez disso, o equilíbrio vem de escutar a orientação e a sabedoria da voz interna. O equilíbrio é diferente para cada um de nós; pode até variar em uma mesma pessoa em momentos distintos. Para nos sintonizarmos com nós mesmos, precisamos nos aquietar, escutar e depois prestar atenção nessa voz interna. Ela não nos pressiona, não nos bombardeia nem faz promessas. Essa sabedoria interna simplesmente nos dá a noção do que precisamos fazer para termos energia, saúde e uma profunda harmonia.

Meus filhos e netos adoram o jogo de tabuleiro Risk. Nesse jogo, todos os jogadores começam com exércitos que são posicionados estrategicamente em diversos países e depois tentam conquistar o mundo com eles. É um jogo de estratégia e habilidade que pode adentrar a madrugada. O que acho interessante é que meus netos, durante as partidas, aprenderam uma lição importante sobre o equilíbrio. Um dos meus netos a descreveu da seguinte maneira: "Quando você vê o exército de alguém espalhado pelo mundo inteiro, parece tão impressionante... Meu pai sempre começa colocando todos os seus exércitos em quatro países num canto, dando a impressão de que ninguém vai ter de se preocupar com ele. Mas, quando a partida avança, a pessoa que espalhou demais os exércitos é sempre a primeira a perder, então meu pai sempre ganha.".

O equilíbrio é assim. Quando nos dispersamos demais, pode parecer impressionante, mas terminamos sendo os primeiros a perder. A saúde e o bem-estar do nosso corpo, da nossa mente e do nosso espírito são recursos poderosos; quando mantemos o equilíbrio, podemos avançar na vida com mais competência e tranquilidade. Nós nos preparamos para "ganhar" quando lidamos com a vida com base na harmonia interior. Quando estamos equilibrados, vivemos automaticamente em não violência.

> Quando estamos equilibrados, vivemos automaticamente em não violência.

## LIDANDO COM A IMPOTÊNCIA

Um dos maiores desafios para a manutenção do equilíbrio é a sensação de impotência. Ela pode levar a uma agressão externa, na forma de frustração, e desencadear raiva ou um retraimento interno, gerando depressão e vitimização. Tememos nosso próprio poder e costumamos nos sentir presos dentro da nossa sensação de impotência. Quando falo de impotência, estou me referindo aos momentos em que achamos que nos encontramos sem opção. Nossas opções se esgotaram, e ficamos nos sentindo totalmente incapazes de lidar com o desafio à nossa frente. Nesses momentos, podemos nos sentir como um animal enjaulado, preso e pronto para dar um bote. Quer nossa reação seja raiva, distanciamento, frustração ou resignação, de certa maneira nossa mente se desliga, como se estivéssemos dentro de um trem passando por um túnel escuro e não conseguíssemos enxergar nada além de escuridão e ansiedade.

O *ahimsa*, ou não violência, nos convida a questionar essa sensação de impotência em vez de aceitá-la. Quando nos sentimos impotentes, é porque esquecemos quantas opções realmente temos. Temos a opção de agir e mudar a história que estamos contando para nós mesmos sobre nossa própria impotência. Em vez de nos aborrecermos com a sensação de impotência, podemos nos perguntar "O que posso fazer agora para me sentir mais capaz de lidar com essa situação?". Durante esses momentos, também podemos incentivar a nós mesmos ao nos lembrar de outros momentos do passado em que conseguimos lidar com uma situação desafiadora de maneira amorosa e íntegra, e tentar encontrar esse sentimento mais uma vez.

Descobri três maneiras de pensar que me fazem deixar de lado a sensação de impotência: praticar gratidão, confiar no momento e pensar nos outros. Ao mudar minha abordagem, eu saio do túnel escuro da impotência. De repente, em meio à luz, passo a enxergar muitas opções. Por exemplo, se meu carro quebra num horário inconveniente, eu posso escolher sentir gratidão por estar em segurança e ter um celular, escolher qualquer uma das várias opções que tenho para rebocar e consertar meu carro, ou transformar a situação inteira numa aventura, talvez pegando um ônibus pela primeira vez em anos ou pedindo uma carona a um amigo, e confiando que, aconteça o que acontecer, estará tudo bem.

Costumamos nos sentir impotentes em relação a histórias da nossa infância. Talvez em uma determinada época de nossa vida, a história fosse mesmo real, mas certamente não é mais. Faço muitas consultas particulares com pessoas que se sentem impotentes por acreditarem em uma história antiga que continuam considerando verdadeira. Passei a acreditar que qualquer sensação de impotência se origina na história que contamos para nós mesmos atualmente sobre determinada situação. Todos nós temos a opção de contar outra história e amadurecer, a fim de nos responsabilizarmos por nossa vida de uma maneira nova e diferente.

> Um dos maiores desafios para a manutenção do equilíbrio é a sensação de impotência. A não violência nos convida a questionar essa sensação em vez de aceitá-la.

As situações em que nos sentimos impotentes também podem ser oportunidades para nos tornarmos mais hábeis na vida. Eu costumo me sentir impotente quando lido com tecnologia e mecânica. Quando as coisas quebram, minha sensação de impotência pode se transformar em um ataque violento ou em uma oportunidade de aprender algo novo. Penso frequentemente nas palavras de Yogiraj Achala: "eu me animo com minhas incompetências". Com essa atitude, a sensação de impotência passa a ser uma oportunidade para nos tornarmos competentes em vez de violentos.

## AMOR-PRÓPRIO

Nossa capacidade de manter a coragem e o equilíbrio tem muito a ver com o que sentimos por nós mesmos. As duas histórias a seguir exemplificam esse ponto. O pândita[3] Rajmani Tigunait, líder espiritual do Instituto Himalaia, costuma narrar um incidente ocorrido com seu filho mais novo. A família havia acabado de voltar da Índia, e o menino começou a se comportar de maneira estranha. Ele estava mordendo e beliscando seus pais e amigos. Rajmani ficou fora de si com esse comportamento diferente do filho querido até descobrir que,

---

3. Um pândita é um estudioso, um professor, um especialista, um profundo conhecedor de sânscrito, da lei, da música e da filosofia hindu. (N.E.)

durante a viagem, a criança pegara vermes, e esses vermes estavam beliscando e mordendo suas pequenas entranhas. O filho estava apenas expressando externamente sua experiência interna.

Já Ann Maxwell, professora e instrutora de yoga, teve seu lar repentinamente abalado quando Brooks, seu filho de três anos, começou a ter prisão de ventre. Ele sofria bastante, e toda a família foi tão afetada por isso que o dia inteiro passou a girar em torno de Brooks conseguir ou não ir ao banheiro. Nos dias em que ele não conseguia, todos eram atormentados pela opressão de um menino de três anos. Brooks estava expressando externamente sua experiência interna.

Essas histórias mostram que, na verdade, nós nos tratamos da maneira como tratamos as pessoas ao nosso redor. Se você é um capataz consigo mesmo, os outros também sentem o seu chicote. Se você se critica, os outros também sentem que você tem grandes expectativas em relação a eles. Se você é leve e se perdoa, os outros sentem serenidade e alegria ao seu lado. Se você sente prazer e alegria consigo, os outros se sentem curados na sua presença.

Nós jamais compraríamos uma lata de tinta vermelha esperando que ela ficasse azul na hora em que fôssemos pintar a parede. No entanto, podemos ser muito críticos e exigentes com nós mesmos e, ao mesmo tempo, tentar tratar os outros com gentileza. Não é assim que funciona. A cor da tinta dentro da lata é a cor que fica naquilo que pintamos. A "cor" com a qual nós nos tratamos é a "cor" com a qual tratamos os outros. Se não nos sentimos seguros com nós mesmos, os outros jamais irão se sentir seguros conosco, e assim o mundo nunca será um lugar seguro.

> Na verdade, nós nos tratamos da maneira como tratamos as pessoas ao nosso redor.

Passei três anos prestando consultoria para uma empresa em Boulder, Colorado. O trabalho em si era estimulante e recompensador, mas eu estava num ritmo tão acelerado que um dia percebi que, naqueles três anos, não tinha parado nenhuma vez para desfrutar um dos meus prazeres preferidos: um banho de espuma morno e demorado. Quando finalmente fiz uma pausa para analisar o turbilhão que eu criara em minha vida, também percebi que não estava mais brincando com meus netos nem falando com meus amigos. Eu havia ficado muito exigente com as pessoas ao meu redor. E algumas delas estavam sentindo minha rigidez. Eu criara um mundo interno violento de repressão, exagero e insônia que se infiltrara em todos os meus relacionamentos. Quando pedi demissão e voltei a ter mais serenidade e prazer em minha vida, todos os meus relacionamentos se tornaram mais agradáveis e tranquilos.

Quando dei início a essa grande mudança, tive a experiência de me apaixonar por mim mesma. Digo que foi uma experiência porque eu estava curiosa para ver que efeito aquilo teria nos outros e também em mim. Apaixonar-se é algo muito encantador. A outra pessoa se torna incapaz de errar. O ser amado é sempre belo e uma ótima companhia, e você quer ficar do lado dele o tempo inteiro. O ato de se apaixonar não deixa espaço para a violência das expectativas e dos julgamentos; há prazer, alegria e espontaneidade. Todos os que estão ao redor da pessoa que ama também sentem esse amor. O amor cria uma combustão espontânea que inclui todos os que surgem em seu caminho. Será que fui bem--sucedida em minha experiência? Não totalmente, mas aqueles que me conhecem dizem que minha companhia é serena e agradável.

Podemos ter o coração repleto de amor pelos outros e a pura intenção de amar. No entanto, a verdade é que expressaremos esse amor pelos outros os tratando da mesma maneira como nós nos tratamos. O amor encontra-se no cerne da não violência e tem início com o nosso amor-próprio. Não o amor egocêntrico, mas, sim, um amor que perdoa e é suave; um amor que enxerga humor nas imperfeições e aceita a totalidade da expressão humana. Somente quando encontramos esse amor em todas as partes de nós mesmos é que podemos começar a expressar completamente o amor que sentimos pelos outros e que se acumula dentro de nós. Encontrar esse amor em todas as partes de nós mesmos significa que precisamos nos perdoar. Sem o perdão, carregamos a culpa como um fardo pesado ao redor de nossos corações. A culpa transforma em refém o nosso amor por nós mesmos e pelos outros, mantendo-nos presos a uma expectativa unilateral da experiência humana.

Não consigo enfatizar isto o suficiente: nossa incapacidade de amar e de aceitar todas as partes de nós mesmos cria ondulações — atos de violência minúsculos — que têm impactos imensos e duradouros nos outros. Em minha vida, tive o privilégio de escutar muitas pessoas expressarem seus sentimentos pessoais, e fico constantemente surpresa com o quanto suas palavras relatam fracassos, autocrítica e tentativas de se "consertar". Essas tentativas de mudar o eu, em vez de amá-lo, nos mantêm presos em círculos viciosos dos quais não conseguimos sair. Eu me sinto muito desconectada quando escuto os outros confessarem seus fracassos pessoais. Mesmo enquanto os escuto, o que vejo diante de mim é uma expressão bela e singular de um ser humano, e meu coração fica comovido. E mais uma vez eu rezo secretamente para que aquela pessoa um dia enxergue o quanto ela é maravilhosa.

Coragem e amor são duas coisas profundamente conectadas. "Quando o amor se torna o senhor da minha vida, eu me torno destemido." Essas palavras foram ditas por Swami Rama em sua jornada nesta Terra, e a mesma ideia pode ser encontrada na afirmação de Jesus "o perfeito amor expulsa o medo". Enquanto o medo cria o mal e a violência, o amor cria a expansão, a não violência e a verdadeira segurança que buscamos. A não violência está entrelaçada com o amor, e o amor pelo outro está entrelaçado com o amor-próprio — não é possível separar um do outro.

# VIOLÊNCIA COM OS OUTROS

Se não conseguimos amar nosso próprio eu, fica fácil olhar para fora e começar a ressaltar os outros, escondendo nossa própria sensação de fracasso e medo por trás de uma imensa preocupação com os outros. É quase como se disséssemos secretamente "minha vida é um caos; vou me sentir melhor se corrigir a sua". Se não somos sinceros com nós mesmos, podemos até conseguir dormir no fim do dia nos sentindo orgulhosos de tudo que fizemos pelos outros naquele dia. Podemos até nos sentir virtuosos após árduas ações de sacrifício próprio. Na realidade, quando dizemos para os outros como eles devem viver suas vidas, estamos escondendo nossa sensação de fracasso individual. Quando não temos coragem de analisar nossa vida mais a fundo, podemos incomodar os outros de maneiras sutis sem nem perceber, achando que na verdade os estamos ajudando.

> Quando não temos coragem de analisar nossa vida mais a fundo, podemos incomodar os outros de maneiras sutis sem nem perceber, achando que na verdade os estamos ajudando.

Pensar que sabemos o que é melhor para os outros passa a ser uma maneira sutil de cometer violência. Quando consideramos que é nosso papel "ajudar" o outro, desgastamos a sensação de autonomia dele. A não violência pede que confiemos na capacidade do outro de encontrar a resposta que ele está buscando. Pede que tenhamos fé no outro em vez de sentirmos pena dele. A não violência pede que confiemos na jornada do outro e que amemos e apoiemos as pessoas para que elas alcancem a melhor versão delas na opinião delas, e não na nossa. A não violência também pede que paremos de administrar nós mesmos, nossa experiência, os outros e as experiências dos outros em relação a nós. Deixe o outro livre de suas necessidades; deixe-o livre para ser quem é e para enxergar as coisas da maneira como ele preferir.

A violência que cometemos com os outros quando pensamos que sabemos o que é melhor para eles é exemplificada muito bem por uma história indiana. Um homem viu um macaco numa árvore com um peixe. O macaco estava dizendo para o peixe: "Mas eu te salvei do afogamento!". O macaco, achando que tinha salvado o peixe, levara-o para um lugar que jamais atenderia às necessidades de sobrevivência e crescimento do peixe. Não podemos salvar as pessoas nem as consertar. Tudo o que podemos fazer é servir de exemplo, e é assim que nos envolvemos.

Tive essa experiência de uma "ajuda" bem-intencionada com o meu marido, que, por amor, começou a pegar tudo de pesado que eu carregava. No início, achei meigo e valorizei a gentileza, mas depois de um tempo passei a perceber que meus braços estavam menos fortes. Como eu não estava mais carregando coisas pesadas ocasionalmente, comecei a ficar fraca!

Lidar com desafios nos dá a sensação de capacidade, autoestima e conquista. Quando tentamos modificar ou salvar outra pessoa, impedimos que ela obtenha o aprendizado que aquela situação traria para a vida dela. Assim como o macaco da história, quando tentamos tirar alguém do seu sofrimento ou desafio, nós o tiramos do ambiente que lhe oferece uma valiosa experiência de aprendizado. De certa maneira, nós lhe tiramos o poder de obter mais força, competência e compaixão.

Muitas vezes, pode parecer tortura deixar uma pessoa de quem gostamos enfrentar os sofrimentos e os desafios de sua vida. É difícil nos controlarmos: se ela está sofrendo, queremos fazer com que ela se sinta melhor. Se ela tem de tomar uma decisão, queremos dizer o que ela deve fazer. No entanto, a única coisa realmente valiosa que temos a oferecer é ficar do lado dela, onde quer que ela esteja, da maneira como estiver. Precisamos confiar nos sofrimentos, nos desafios e nos erros — são esses fatores que nos aprimoram, quando não fugimos deles.

Nelle Morton, uma autora feminista dos anos 70, falava com desenvoltura sobre o poder que temos de "transformar alguém por meio da escuta". Rachel Naomi Remen diz algo semelhante: "Nossa escuta cria um santuário para as partes 'sem lar' que existem no interior da outra pessoa". Não há nada no outro que precise ser consertado ou salvo; tudo que existe é o presente da escuta. As pessoas precisam de um lugar seguro onde possam "se escutar". Voltando à história do macaco e do peixe, no fim das contas tudo que podemos oferecer é entrar na água com quem está precisando, e não o levar até a árvore conosco.

A violência também pode ser mascarada por meio do ato de cuidar. A preocupação é a falta de fé no outro e não pode existir simultaneamente com o amor. Ou temos confiança em que o outro vai fazer o seu melhor ou não temos. Preocupação é afirmar que eu não acredito que você lidará com sua vida da maneira correta. A preocupação vem da arrogância — mais do que você, eu sei o que deveria estar acontecendo em sua vida. A preocupação diz que eu não confio em sua jornada, em suas respostas ou no seu tempo. Preocupação é o medo que ainda não amadureceu; é um uso errado da nossa imaginação. Nós desvalorizamos e insultamos os outros quando nos preocupamos com eles.

Eu gostaria de especificar a diferença entre *ajuda* e *apoio*. Para mim, *ajuda* tem a conotação de que eu sou mais habilidosa com as decisões e os desafios da vida de outra pessoa do que ela própria. *Ajuda* é ser "superior" a alguém. *Apoio*, por sua vez, é encontrar o outro no mesmo nível, com a mesma habilidade, e ser capaz de ficar do lado dele tendo mais reverência e respeito do que respostas. O Chrysalis Center em Minneapolis, Minnesota, atende mulheres vítimas de violência, e tem um belo lema que representa o conceito de confiar em vez de se preocupar, e apoiar em vez de ajudar. O lema diz: "Toda mulher tem sua própria resposta. Toda mulher tem seu próprio tempo. Toda mulher tem seu próprio caminho.".

Em suma: quando abordo meu filho, meu amigo, meu parceiro ou a mim mesma, é com amor ou preocupação? O que tem mais ar, mais espaço, um uso mais eficiente de energia, mais criação de poder? O que aconteceria na vida dos outros se escolhêssemos amor em vez de preocupação e se tivéssemos esse tipo de confiança e convicção em relação aos nossos entes queridos? Quando conseguimos realmente amar e aceitar todo o nosso eu, a compaixão começa a florescer em nosso coração, e começamos a enxergar os outros com olhos diferentes.

## DESENVOLVENDO A COMPAIXÃO

Aprendemos a ter compaixão quando dissipamos nossa versão particular do mundo e passamos a ter olhos gentis que não temem enxergar a realidade como ela é. Aprendemos a praticar a compaixão quando paramos de viver dentro de nossa cabeça, onde podemos organizar tudo direito, e nos firmamos em nosso corpo, onde talvez as coisas não sejam tão organizadas assim. Aprendemos com a compaixão quando paramos de tentar mudar a nós mesmos e os outros e passamos a atenuar os limites que nos separam daquilo que não compreendemos. Desenvolvemos compaixão quando praticamos pequenos atos de bondade e permitimos que a vida do outro importe tanto quanto a nossa.

Quando começamos a expandir os limites do nosso coração, enxergamos com clareza como devemos agir para realmente fazer a diferença. A compaixão é uma resposta clara às necessidades do momento. Observamos que grandes pessoas viveram essa verdade. Elas agiram com uma compaixão e uma habilidade que realmente mudaram as coisas.

No Novo Testamento, a palavra em grego que é traduzida como compaixão é *splagchnizomai*. Literalmente, significa ter sentimentos nas entranhas e em outras partes internas. Costumamos pensar que o lugar da compaixão é o coração, mas na época de Jesus achavam que as emoções se encontravam nas entranhas. Por considerarem que a compaixão leva a uma reação interna muito visceral, a palavra foi usada com moderação pelos autores dos evangelhos do Novo Testamento. Quando eles a usavam, era para retratar uma pessoa que ficava tão profundamente comovida com a situação do outro que terminava fazendo algo de imediato por aquele que estava sofrendo. Esses

> Aprendemos a ter compaixão quando dissipamos a nossa versão particular do mundo e passamos a ter olhos gentis que não temem enxergar a realidade como ela é.

autores entendiam que a compaixão era mais do que um sentimento triste; era uma reação interna poderosa que levava a uma ação externa imediata em que se corria um risco pelo outro.

Uma amiga me contou um incidente que aconteceu com ela muitos anos atrás. Sua vizinha, mãe de um recém-nascido, começou a gritar freneticamente dizendo que seu marido tinha se trancado no banheiro e ia se matar. Minha amiga, depois de ligar para a emergência, descumpriu todas as regras que dizem que devemos nos proteger do perigo e conseguiu entrar no banheiro, onde ficou segurando o homem que já estava deitado no chão, sangrando bastante. Minha amiga ignorou todas as precauções para acalmar e consolar aquele homem enquanto os dois esperavam a chegada do socorro.

A compaixão é assim. Ela nos faz atravessar os limites das normas estabelecidas e, às vezes, os limites da segurança, levando-nos rapidamente a fazer o possível para aliviar o sofrimento alheio. A compaixão nos faz esquecer de nossa existência e dos padrões e das regras para atender ao chamado do outro. Talvez ainda não tenhamos o tipo de coragem e compaixão intensa que minha amiga demonstrou, mas podemos, em todos os nossos encontros, começar a praticar atos de bondade.

Quando meu marido tinha 11 anos, o pai dele faleceu em um acidente de carro, deixando sete filhos pequenos e uma esposa perplexa. Meu marido sempre conta de um modo afetuoso que um de seus tios começou a visitar periodicamente a casa deles; o tio incentivou ele e seus irmãos a jogar softbol no quintal, levou-os ao primeiro jogo de futebol que eles viram dos Vikings e, num dia de mais neve, foi com eles para uma belíssima colina em uma estrada isolada. Chegando lá, o tio subiu a colina para que eles pudessem descê-la de trenó várias e várias vezes. Ao ver sete sobrinhos e sobrinhas abalados, cujo pai morrera repentinamente, ele sentiu compaixão. Ninguém pediu a ele que fizesse algo. O tio, impelido por um sentimento visceral, agiu sem que ninguém solicitasse, pensando na família inteira. Aquilo fez toda a diferença para o meu marido.

Lucille Clifton disse: "Todo par de olhos voltado em sua direção provavelmente vivenciou alguma coisa que você não suportaria". Todo ser humano que caminha neste planeta tem histórias dolorosas escondidas nos recantos do coração. Se conseguíssemos nos lembrar dessa verdade, talvez nos enxergássemos com os olhos da compaixão, e não com os olhos dos nossos julgamentos e nossas preferências.

Durante um *workshop* que fiz em Esalen, conheci um homem de Tóquio que era a epítome da compaixão e da brandura da não violência. Ele tinha uma certa luz, e percebi que os outros também se sentiam atraídos por ele. Numa tarde, fiquei contente quando almocei na companhia dele e tive o privilégio de escutar sua história. Ele levava uma vida acelerada no Japão e era um empreendedor muito talentoso e dedicado que não parava de subir em sua carreira. De um momento para o outro, sua vida mudou quando seu melhor amigo, que também tinha uma carreira de muito sucesso, de repente caiu morto após ter um ataque no coração.

Fiquei hipnotizada enquanto aquele homem falava na minha frente com um tom de voz baixo e determinado, contando que naquele momento ele viu seu futuro e decidiu se aposentar de imediato para começar a correr maratonas. O mais incrível é que ele jamais havia treinado. Ele começou a correr em virtude de seu amor pela corrida e pela vida. Atualmente, com uns quarenta e tantos anos, ele corre uma maratona por semana, e faz isso há cinco anos. Quando o olhei, fiquei impressionada porque ele era atarracado e tinha pernas tortas. No entanto, ele jamais havia se machucado. Ele viajava o mundo inteiro para correr uma maratona a cada fim de semana, e esse era seu treinamento. Quando perguntavam como ele conseguia ter toda aquela energia sem se machucar e sem treinar, ele respondia de um modo reverente: "a cada passo, eu toco na terra com leveza para não a prejudicar, e a terra, em troca, não me prejudica".

Independentemente do que estivermos fazendo, a joia do *ahimsa* ou não violência sugere que pisemos com leveza, sem fazer mal, e honremos o relacionamento que temos com o planeta, com o próximo e com nós mesmos.

## QUESTÕES PARA ANÁLISE

Para ter novos *insights* sobre sua vida e a prática da não violência, envolva-se com as questões a seguir, reflita sobre elas e mantenha um diário. Durante cerca de um mês, baseie sua análise no seguinte texto de Etty Hillesum, uma jovem vítima do Holocausto:

> *Por fim, temos apenas um dever moral:*
> *reivindicar grandes áreas de paz dentro de nós mesmos,*
> *mais e mais paz,*
> *e refleti-la em direção aos outros.*
> *E, quanto mais paz houver em nós,*
> *mais paz haverá também em nosso conturbado mundo.*

**Semana um:** Nessa semana, pratique a coragem fazendo uma coisa por dia que normalmente você não faria. Se estiver se sentindo corajoso, faça algo que o assusta. Se estiver se sentindo muito corajoso, anime-se com o fato de estar fazendo aquilo mesmo sentindo medo. Veja se consegue distinguir entre o medo e o que é desconhecido. Observe o que acontece com o seu conceito de si mesmo e perceba que talvez seu relacionamento com os outros mude, já que você está entrando corajosamente num território desconhecido.

**Semana dois:** Nessa semana, proteja seu equilíbrio como se fosse seu bem mais precioso. Não veja seu equilíbrio com base na imagem que você tem dele em sua cabeça. Em vez disso, oriente-se pelas mensagens de seu corpo. Neste momento, você precisa dormir mais? Fazer mais exercício? Precisa comer de uma maneira diferente? Precisa rezar? Precisa de mais variedade em sua vida? Aja com base nas mensagens de seu corpo e explore o que significa equilíbrio para você durante essa semana. Perceba os efeitos na sua vida e na vida dos outros ao seu redor.

**Semana três:** Nessa semana, observe onde você está interferindo na vida dos outros. Você costuma se preocupar? Costuma consertar as coisas? Estabeleça a diferença entre "ajuda" e "apoio". Perceba o que você está evitando em sua vida quando se interessa tanto pela vida dos outros.

**Semana quatro:** Durante a semana inteira, *faça de conta* que você está se sentindo pleno. Você não precisa esperar nada de si mesmo, não precisa se criticar nem se julgar, e não precisa mudar nada em si mesmo. Não precisa competir com ninguém nem ser mais (ou menos) do que você é. Sinta sua experiência. Perceba quanto prazer, quanta bondade e paciência você pode ter consigo mesmo.

**Durante esse mês, reflita sobre as palavras de Etty Hillesum e traga cada vez mais paz para dentro de você.**

# SATYA

*O meu "sim" vem de*
*um recanto sombrio ou*
*de uma luz em mim?*
*— C. L.*

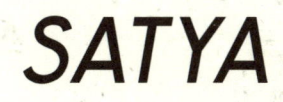

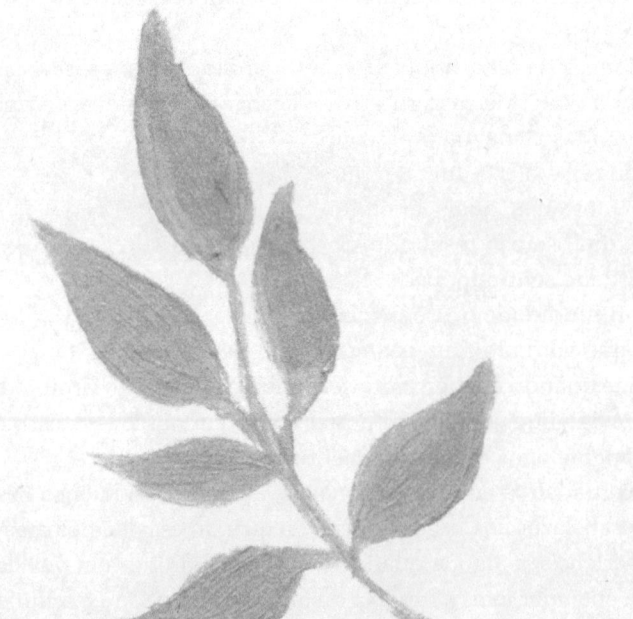

# *SATYA:* VERDADE

Talvez você tenha lido *As crônicas de Nárnia*, de C. S. Lewis. Essa série encantadora fez muito sucesso na minha família durante alguns anos. Num trecho do primeiro livro da série, *O Leão, a Feiticeira e o Guarda-Roupa*, quatro crianças estão prestes a ser apresentadas ao poderoso Rei Aslam pelo Senhor e pela Senhora Castor. O Senhor Castor explica que Aslam corrige erros, acaba com a tristeza, afasta o inverno e traz a primavera. Quando lhe perguntam se Aslam é um homem, o Senhor Castor afirma para as crianças com seriedade que Aslam com certeza não é um homem — ele é o rei dos animais, e todos os que se aproximam dele devem sentir medo. As crianças passam a achar que é perigoso ir até onde está Aslam, e seus temores são justificados pelo Senhor Castor. No entanto, ele também garante a elas que, embora o rei dos animais seja temeroso, ele é generoso.

Assim como Aslam, o rei leão, a joia *satya*, ou verdade, é temerosa, mas é boa. A verdade tem o poder de corrigir erros e acabar com tristezas. É exigente com suas demandas e magnânima com suas dádivas. Convida-nos a ir a lugares que raramente frequentamos, nos quais é muito difícil adivinharmos qual será o resultado. Se não abordamos a verdade sentindo medo, não compreendemos a profundidade desse princípio. Podemos achar que verdade é apenas não mentir para nossa mãe quando ela pergunta se comemos o biscoito proibido. Contudo, a verdade exige integridade em nossa vida e em nosso *eu*, e isso é mais do que simplesmente não contar uma mentira.

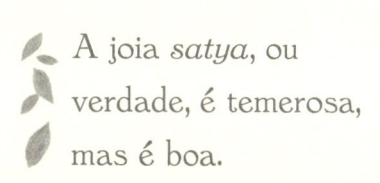

> A joia *satya*, ou verdade, é temerosa, mas é boa.

Quando somos verdadeiros em vez de amáveis, quando escolhemos nos expressar em vez de satisfazer aos nossos prazeres, quando escolhemos amadurecer em vez de pertencer a algo, e quando escolhemos fluidez em vez de rigidez, começamos a entender mais a fundo a dinâmica da verdade e a sentir o sabor da liberdade e da dádiva dessa joia.

# SEJA VERDADEIRO, NÃO BONZINHO

Carl Jung escreveu: "Uma mentira só faz sentido se a verdade for considerada perigosa". Por que mentimos? Temos medo de magoar os sentimentos de alguém? Ou de que não gostem mais de nós nem nos admirem se dissermos a verdade? Tenho um amigo que diz: "Eu escolho a caixa do tamanho certo e me coloco dentro dela; depois a embrulho com um papel bonito, acrescento um laço, e me 'presenteio' para a outra pessoa.". Tenho outro amigo que diz "Sempre sou diferente com pessoas diferentes. Meu maior medo é que todos os que eu conheço se reúnam num mesmo cômodo ao mesmo tempo; se isso acontecer, não saberei quem sou".

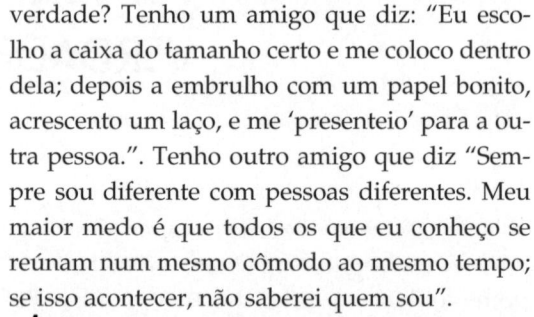

> Meu maior medo é que todos os que eu conheço se reúnam num mesmo cômodo ao mesmo tempo; se isso acontecer, não saberei quem sou.

E também precisamos falar sobre o termo "bonzinho". Uma vez, ouvi Yogiraj Achala dizer que você precisa tomar cuidado com pessoas "boazinhas". Como eu mesma me considero uma pessoa boazinha, a princípio, fiquei ofendida e depois confusa, então levei para o lado pessoal e comecei a refletir sobre a verdade que havia naquilo. Comecei a enxergar a distinção que há entre ser bonzinho e ser verdadeiro.

Ser bonzinho é uma ilusão, um manto que esconde mentiras. É uma imagem imposta do que alguém acha que deve ser. É se embrulhar numa caixa apresentável, imposta por uma autoridade externa. As pessoas que são "boazinhas" guardam a verdade dentro de si até chegarem ao limite e se tornarem perigosamente inadequadas; sei disso porque eu costumava ser assim.

O verdadeiro vem da base da nossa essência única e se comunica com o momento presente a partir dessa base. O verdadeiro tem uma certa coragem, uma essência, uma espontaneidade. O verdadeiro pede que vivamos em um lugar onde não há nada para defendermos nem administrarmos. É um contato com o momento presente que não foi imposto nem embrulhado anteriormente. O verdadeiro é algo que nem sempre vamos gostar no outro, mas descobrimos que assim não há surpresas. Embora o verdadeiro nem sempre seja agradável, ele é confiável. Quando conheci meu marido, achei que ele era *gay*. Assim, não me comportei como teria me comportado se achasse que havia alguma chance de romance. Hoje eu sei que a profundidade do nosso relacionamento se construiu a partir daquela primeira experiência, em que lhe mostrei meu verdadeiro e autêntico eu. E ele, por sua vez, também me mostrou quem ele realmente era.

O que faz você se distorcer, ficar em silêncio ou dizer "sim" quando quer dizer "não"? Ou, como Carl Jung nos perguntaria, por que a verdade é tão perigosa neste momento a ponto de você preferir mentir? Vale a pena refletir sobre essas perguntas.

## EXPRESSAR-SE *VERSUS* SATISFAZER SEUS PRAZERES

Quando temos o hábito de nos calar e nos depreciar, começamos a perder o apetite pela vida e passamos a procurar outras coisas para nos satisfazer. Às vezes, nos esquecemos de que estamos neste planeta para nos expressar de uma maneira que ninguém mais seria capaz de fazer. Sentimos dentro de nós uma vontade de dizer para o mundo: estou aqui! Nossa necessidade de expressão pode se manifestar no mundo de várias maneiras, mas, se o processo de expressão nos é imposto por algum motivo, podemos nos voltar facilmente apenas para a satisfação dos nossos prazeres. Essa imposição costuma aparecer na forma de *devo* ou *não devo*, quer seja algo vindo de nós mesmos ou dos outros. O resultado é sempre uma energia direcionada para o lugar errado. Passamos a aceitar menos do que desejávamos, numa espécie de busca de solução para as nossas frustrações. Costumamos nos esconder por trás do exagero na comida ou no trabalho em vez de fazermos o que realmente desejamos fazer.

Viver a vida que implora para ser vivida no fundo de nosso ser nos faz liberar muita energia e vitalidade. A criatividade aparece. Todos ao nosso redor se beneficiam do quanto nos sentimos vivos. Por outro lado, suprimir essa vida por algum motivo requer boa parte da nossa energia vital para que possamos administrar nossos pretextos.

Arthur Samuel Joseph, professor de canto conhecido no país e autor do livro *Vocal Power: Harnessing the Power Within* [O poder da voz: como desenvolver seu poder interno], passa uma tarefa interessante para seus alunos novos. Ele pede que os alunos façam uma gravação em casa recitando um poema e depois cantando uma música. Em seguida, pede que os alunos tirem toda a roupa e repitam o exercício. Joseph diz que, na aula seguinte, quando os alunos apresentam o dever de casa, ele sempre sabe qual foi a gravação feita sem roupa porque a versão "nua" é muito mais animada.

> Viver a vida que implora para ser vivida no fundo de nosso ser nos faz liberar muita energia e vitalidade. Passamos a beneficiar a nós mesmos e a todos ao nosso redor.

Quando nos embrulhamos e nos protegemos, quando escolhemos a segurança de pertencer a algo em detrimento da nossa necessidade de amadurecer, nós nos entorpecemos.

# A NECESSIDADE DE PERTENCER
## *VERSUS* A NECESSIDADE DE AMADURECER

O trabalho de Bert Hellinger sobre constelação familiar (processo terapêutico que aborda sistemas familiares) apresenta uma perspectiva peculiar sobre culpa e inocência. Hellinger diz que, como seres humanos, temos necessidade de pertencer a grupos e também de nos expandir e amadurecer. Ele também afirma que, enquanto temos a aceitação do grupo, sentimos a inocência do pertencimento. No entanto, quando começamos a nos expandir para além do grupo, sentimos culpa em relação a ele. A verdade da nossa liberdade tem como preço a culpa.

Passei por isso na minha vida quando aderi ao feminismo. Naquela época, o feminismo era um refúgio que expressava muitas das experiências da minha vida. Para mim, fazia sentido dizer que mulheres eram tão importantes quanto homens e que deveria haver igualdade entre os sexos. Minha mãe ficou horrorizada porque o feminismo era contrário a tudo em que ela acreditava; na opinião dela, eu não podia ter feito nada pior. Terminei sentindo culpa por causa do meu relacionamento com ela e do amor que eu sentia por ela, mas eu sabia que, naquela época, estava seguindo um anseio profundo da minha alma. Embora nosso amor uma pela outra tenha permanecido forte e intacto, a minha escolha do feminismo continua sendo um tema sensível tanto para minha mãe quanto para mim.

Nós pertencemos a muitos grupos: nosso país, nossa cultura, nosso gênero, nossa classe, nossa faixa etária, nossa raça, nossa religião, nossa família de origem, nossa comunidade, nosso ambiente de trabalho, e as diversas organizações das quais somos parte. Todos esses grupos têm regras e sistemas de crenças, alguns escritos, outros implícitos, e eles devem ser seguidos para que deles possamos participar. Essas regras e esses sistemas de crenças são necessários; são eles que moldam o grupo e lhe dão sua identidade. Enquanto não houver um conflito entre essas regras e o nosso anseio interno de amadurecer cada vez mais e completar o nosso eu, não há problema. Porém, quando surge um conflito entre a necessidade de pertencimento e a necessidade de amadurecer, precisamos escolher. Ou sacrificamos uma parte de nós mesmos para continuar pertencendo ou corremos o risco de perder a aprovação e o apoio do grupo em virtude do nosso amadurecimento.

Pense na manifestante cuja consciência se opõe à guerra em que seu país está envolvido. Para seguir o que ela acha verdadeiro, ela defenderá sua posição mesmo que termine sendo presa? Ou pense no homem que está num emprego sem futuro, que não desperta nenhum interesse nele, mas que tem família para sustentar, com filhos prestes a ir para a universidade. Ele trocaria seu trabalho por um mais empolgante, mas que pagasse muito menos? Podemos pensar também na jovem mãe que quer muito voltar a estudar, mas que está profundamente ligada à sua família e a uma comunidade que requer que as mães fiquem em casa e cuidem dos filhos pequenos. Será que ela escolhe seu verdadeiro desejo, confiando que vai poder cuidar melhor dos seus filhos se estiver satisfeita e entusiasmada com a própria vida?

Em todas essas situações, não existe escolha certa ou errada. Na verdade, essas situações mostram por que, às vezes, pode ser tão difícil escutar nossa voz interna e mudar, amadurecer, seguir em frente, falar a verdade para nós mesmos e depois agir com base nela. Se analisássemos alguma dessas histórias mais a fundo, veríamos facilmente que há outros fatores que podem ser considerados motivos adicionais para se permanecer no *status quo*, tendendo a não mudar nada. Costumo ouvir as pessoas dizerem "simplesmente não sei o que fazer". Eu acho que, na maioria das vezes, nós sabemos o que fazer — mas o custo da nossa verdade nos parece alto demais no momento.

A verdade raramente exige que façamos a escolha mais fácil. Nos detalhes do nosso cotidiano, momento a momento, a verdade pede para prestarmos atenção e agirmos da maneira correta desde o início.

## ACERTE DESDE O INÍCIO

Yogiraj Achala afirma que vale a pena fazer a tarefa da maneira certa desde o início, pois corrigi-la requer muito tempo. Pense nisso por um instante. Quanto tempo você gasta quando precisa encontrar alguém com quem foi um pouco grosseiro, para poder se desculpar? Ou quando precisa voltar atrás e dizer para alguém que não vai poder fazer o que disse que ia fazer? Ou talvez você gaste seu tempo e sua energia tentando evitar essa pessoa por causa de sua própria vergonha. Você consegue se imaginar falando e agindo tão corretamente que jamais precisaria voltar atrás e se desculpar ou fazer um novo acordo? Quanto tempo você passa evitando as coisas de que não gosta, como escrever seu testamento ou lidar com suas finanças? Tudo isso são maneiras de trair a verdade que criam sujeiras que um dia teremos de limpar.

E as mentiras que você conta para si mesmo? Vivo lidando com problemas que surgem porque eu minto para mim mesma a respeito do tempo. Faço promessas para mim mesma e para os outros que não levam em conta a realidade das interrupções, do descanso ou da diversão. Então, ou eu preciso voltar atrás nas minhas promessas ou termino me sentindo desequilibrada por ter compromissos demais que assumi por causa da minha falta de sinceridade comigo mesma. Também minto para mim mesma quando estabeleço objetivos grandiosos que na verdade são ilusões, os quais não consigo incorporar à realidade dos

> Você consegue se imaginar falando e agindo tão corretamente a ponto de não sentir mais a necessidade de voltar atrás e se desculpar ou fazer um novo acordo?

meus dias. E depois preciso arrumar a bagunça que criei para mim mesma. Além disso, mais uma vez eu me tornei uma pessoa que não pode confiar em si mesma.

Você consegue confiar em si mesmo? Consegue assumir o risco de contar a verdade a si mesmo? Consegue manter as promessas que faz para si mesmo e para os outros? Precisamos estar dispostos a correr o risco de contar a verdade para nós mesmos e de amadurecer para nos tornarmos alguém que pode confiar em si mesmo. Assim, toleramos mais facilmente a confiança dos outros em nós. Quando somos verdadeiros com nós mesmos, passamos a ser pessoas de confiança, o que libera todo o tempo que normalmente gastaríamos com a culpa e o remorso causados pela nossa insinceridade. A verdade nos poupa de termos de arrumar nossas bagunças e, de bônus, ainda aprendemos algo.

"Acertar desde o início" nem sempre tem a mesma aparência. A confiança é uma dança em que regras e certezas mudam conforme as circunstâncias. É essa fluidez que torna a verdade tão interessante.

## A VERDADE É FLUIDA

Por conta de sua união com a não violência, a verdade tem fluidez. Em determinada situação, a verdade se mostra com coragem e audácia, como, por exemplo, quando fazemos uma difícil abordagem a um ente querido que está sofrendo com o alcoolismo. Em outra situação, a verdade aparece de maneira mais suave, como, por exemplo, quando elogiamos os esforços artísticos de uma criança pequena. Esses dois casos mostram as diferentes formas que a prática da verdade assume quando atrelada ao amor que deriva da não violência. A compaixão da não violência impede que a verdade seja uma arma pessoal. Ela pede que nós pensemos duas vezes antes de sair por aí deixando pessoas arrasadas com as nossas verdades e, depois, nos perguntando aonde todos foram.

A fluidez da verdade também exige que limpemos nossas lentes e, periodicamente, troquemos os óculos que usamos para observar o mundo. Nossa visão é limitada por todos os grupos que nos moldam e também por nossa experiência. Nossas crenças, quer as percebamos ou não, informam tudo que fazemos e todas as nossas escolhas. Ser uma pessoa verdadeira é procurar constantemente o que não estamos enxergando e nos expor a visões diferentes daquelas que consideramos sagradas. Como diz Yogiraj Achala, "O que você está deixando de ver por ver o que você vê?".

> A compaixão da não violência impede que a verdade seja uma arma pessoal.

Carl Jung compreendeu a fluidez da verdade quando afirmou que aquilo que num dado momento foi verdade para nós pode deixar de ter utilidade em nossas vidas e virar uma mentira. Ele entendia que a verdade muda com o tempo; aquilo que era verdade quando tínhamos 2 anos de idade já perdeu sua veracidade e sua relevância quando temos 17 anos. Em *Modern Man in Search of a Soul* [O homem moderno em busca de uma alma], Jung escreve: "Completamente despreparados, entramos na tarde da vida; pior ainda, damos esse passo com a falsa pressuposição de que nossas verdades e ideais continuarão nos servindo como até aquele momento. No entanto, não podemos viver a tarde da vida de acordo com o programa da manhã da vida — pois o que era grande pela manhã será ínfimo à noite, e o que era verdade de manhã terá se tornado uma mentira antes de anoitecer". O princípio da verdade requer uma atualização de nossas crenças, de nossos valores e visões a fim de nos mantermos atualizados em relação a nós mesmos e ao que nos cerca.

Na Índia, a fluidez da verdade é compreendida por meio dos *ashramas*, ou estágios. A vida é dividida em quatro ciclos ou períodos iguais em que um determinado aspecto é honrado ou buscado. O primeiro período é o momento de crescer e, com o apoio dos pais, aprender uma habilidade pela qual você tenha se interessado e na qual seja habilidoso. No segundo período da vida, é hora de usar essa habilidade para o bem da comunidade e receber dinheiro em troca para poder viver e ter uma família. Na terceira fase, é hora de abandonar as posses e as tarefas mundanas para buscar sabedoria interior. E, na última fase da vida, é hora de voltar para a comunidade, propiciando-lhe apoio e orientação com a sabedoria interior alcançada.

A época atual pode nos parecer mais complicada, mas essas fases, ou *ashramas*, têm algo para nos ensinar. Podemos usá-las para nos perguntar se estamos realmente buscando o que é certo para o período em que nos encontramos em nossa vida e também para avaliar se fizemos algo marcante para indicar os ritos de passagem. O rito nos ajuda a terminar e recomeçar sem carregar o peso morto do que deixamos para trás. Minha neta mais velha acabou de passar por um momento marcante quando ela e toda a sua turma de formandos se reuniram na véspera do primeiro dia do último ano do ensino médio para escrever seus nomes com giz no estacionamento do colégio. Foi um acontecimento significativo que marcou o começo e o fim de uma fase da vida.

## A VERDADE TEM PESO

Muito embora a verdade prefira fluidez à rigidez, ela também é sólida. A pessoa que pratica a verdade tem um certo peso ou uma certa densidade. Lembro-me de quando abracei Ann, minha sócia, e falei que ela estava pesada. Ela me pareceu um pouco surpresa, até que eu expliquei que dava para sentir a profundidade da integridade e da audácia com as quais ela enfrentava a vida, independentemente do que lhe acontecesse. Lembro-me de que literalmente senti essa densidade nela. Senti sua verdade. Assim como Ann, uma pessoa sólida está disposta a se manter presente em sua vida mesmo que haja um caráter desagradável a princípio. Ela sabe que se manter presente em relação à verdade do momento acrescenta mais profundidade à vida e causa amadurecimento, levando à criatividade e à responsabilidade, em contraposição à pessoa que parece andar por aí com uma placa discreta dizendo "salve-me".

Quando fugimos da vida, tentamos administrá-la ou deixamos nossa energia espalhada pelos cantos, nossa sensação é diferente de quando todo o nosso eu se expressa em nossos pensamentos, palavras e ações de maneira congruente e unificada. Quando nos firmamos no presente, podemos lidar completamente com a banalidade da vida e também com seus desafios. Lavamos a louça, discutimos e abraçamos com a mesma presença. Não precisamos nos dominar nem nos esconder. "Todo o nosso eu" se revela no presente, pronto para lidar com o momento com verdade e integridade e para ter contato total com ele. Enfrentar o momento "por completo" é como participar de um esporte de contato. Não temos medo de participar dele dando tudo que temos, nem de sermos um pouco derrubados durante o processo — tudo isso faz parte da diversão.

Há uma imensa coragem por trás dessa disposição de enfrentar a realidade como ela é, em vez de fugir ou construir uma barreira para amenizá-la. Quando viajei para a América Central em 1988 com o Centro Universitário de Augsburg de Educação Global, vi com meus próprios olhos essa disposição de enfrentar a realidade, por mais que ela fosse horrível. Na época, era perigoso viajar por El Salvador porque a milícia do país sequestrava, torturava e jogava os corpos de milhares de pessoas em um parque estadual. Conheci mães de desaparecidos cujos álbuns de fotografias continham fotos dos seus entes queridos falecidos cheios de sinais de tortura. No entanto, testemunhei coragem, amor, alegria e um senso de comunidade que nunca mais vi. A maneira como as pessoas enfrentavam a verdade de suas vidas tinha uma certa ferocidade, e elas se arriscavam pela justiça. Em uma época de horrores pessoais imensuráveis, elas conseguiam se comunicar plenamente com a vida. Foi um momento profundo para mim.

> O que é que tanto tememos? Como minha vida seria se eu me dispusesse a me comunicar com a verdade a cada momento?

Fiquei chocada quando voltei para os Estados Unidos depois de passar um tempo na América Central. Tudo me parecia seguro e trivial. Era como se nossa cultura tivesse construído barreiras para controlar a realidade, como se nossa cultura não fosse capaz de arriscar nos contar a verdade. Não muito tempo atrás, testemunhei o *pathos*[4] de uma situação em que um *pitbull* matou

---

4. *Pathos* é uma palavra grega que significa "sofrimento, paixão, afeto". (N.E.)

um cachorro menor. Alguns dias depois, meu filho estava numa loja de animais e escutou o gerente contar para um dos novos funcionários que, para vender o filhote de *pitbull* que havia na loja, ele precisaria dizer aos clientes que era um *american terrier*. Esse esforço de construir barreiras para esconder a verdade me parece uma doença contagiosa do nosso país. O que é que tanto tememos?

## O PODER DA VERDADE

Uma das coisas que me surpreendeu quando li pela primeira vez a autobiografia de Gandhi foi sua afirmação de que sua vida era um experimento com a verdade. Eu achava que ele fosse dizer que era um experimento com a não violência, mas não — ele disse "verdade". Para mim, essa afirmação mostra o poder que existe em conviver com a verdade. Um país pobre e colonizado unido pela não violência e conquistando sua liberdade; um país dominante sendo derrotado. Foi possivelmente a maior revolução sem agressão da história, e tudo por causa do experimento de um homem que convivia com a verdade.

Assim, fico me perguntando como minha vida seria se eu me dispusesse a me comunicar com a verdade a todo momento.

## QUESTÕES PARA ANÁLISE

Para ter novos *insights* sobre sua vida e a prática da verdade, conviva com as questões a seguir, reflita sobre elas e mantenha um diário. Durante esse mês, baseie sua análise no seguinte texto de Mahatma Gandhi:

> *Sei que, ao embarcar na não violência,*
> *correrei*
> *o que pode ser chamado de*
> *um risco insano.*
> *Porém as vitórias da verdade*
> *nunca foram conquistadas sem riscos.*

**Semana um:** Nessa semana, observe a diferença entre "bonzinho" e "verdadeiro". Perceba as situações em que você foi bonzinho. O que a experiência despertou em você? Quais foram os resultados? Perceba as situações em que você foi verdadeiro. O que essa experiência despertou em você? Quais foram os resultados? De quem ou do que você busca aprovação? Isso influencia sua escolha entre ser "bonzinho" ou "verdadeiro"?

**Semana dois:** Passe a semana inteira se expressando. Faça movimentos em direção ao seu mundo externo com suas esperanças e seus sonhos internos.

Aproveite oportunidades vivificantes, apesar das consequências. Observe o que acontece com você. Observe como os outros reagem. Se perceber que está sendo indulgente consigo, pergunte-se: "O que estou deixando de expressar?".

**Semana três:** Nessa semana, preste atenção e atue lentamente para "acertar desde o início". Aja de modo que você não precise voltar atrás para se desculpar ou corrigir erros durante a semana. Também não fuja das tarefas difíceis que se apresentarem. Enfrente cada momento diretamente, com clareza e coragem.

**Semana quatro:** Nessa semana, analise as ideias e as crenças que antes eram apropriadas para a sua vida e que agora se tornaram ultrapassadas. Você pode estar se atendo a coisas de que não precisa mais, mesmo sem perceber. Honre essas crenças porque, assim como um veículo, elas o levaram até sua posição atual em sua jornada. À medida que você abrir mão do que não lhe serve mais, preste atenção se a negação se manifestar e comemore seu movimento na direção de um eu mais nítido e autêntico! Observe como esse exercício libera sua energia para que sua verdade autêntica possa emergir ainda mais.

**Durante esse mês, pense nas palavras de Mahatma Gandhi e nos riscos que ele se dispôs a correr em seus experimentos com a verdade. Quanto você está disposto a arriscar pelas vitórias da verdade?**

# ASTEYA

*Não roube da vida*
*por conta de seus intensos desejos.*
*Silencioso, ame a Deus.*
*— C. L.*

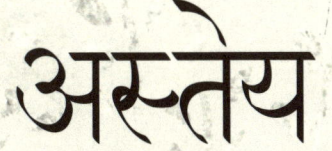

# *ASTEYA:*
# NÃO ROUBAR

Recentemente, estive num casamento em que tive a oportunidade de conversar com o padre que celebrou a cerimônia. Para puxar conversa, perguntei se, em seus muitos anos de centenas de casamentos, ele já tinha visto um casamento ser interrompido no último momento. Ele me contou a seguinte história.

No dia do casamento, a noiva descobriu que seu quase marido tinha dormido com a madrinha na noite anterior. Ela não contou para ninguém que havia descoberto, continuou se preparando para o casamento normalmente, entrou na igreja e se posicionou no altar. A cerimônia prosseguiu até o instante em que o padre perguntou se alguém tinha objeções ao casamento. Naquele instante, a noiva disse: "Sim, tenho uma objeção. Não posso me casar de boa-fé com um homem que estragou nosso futuro juntos com suas ações de ontem à noite.". Então ela desceu do altar e saiu da igreja, deixando o noivo perplexo e a multidão em silêncio nos bancos.

Assim como a noiva na história acima, a terceira joia, *asteya*, ou não roubar, nos incentiva a levar uma vida com integridade e reciprocidade. Se vivemos com medos e entre mentiras, nossa insatisfação com nós mesmos e nossa vida nos faz olhar para fora e desenvolver a tendência de roubar o que não nos pertence. Roubamos dos outros, do planeta, do futuro e de nós mesmos. Roubamos da nossa oportunidade de amadurecer e nos transformar numa pessoa que tem o direito de ter a vida que deseja.

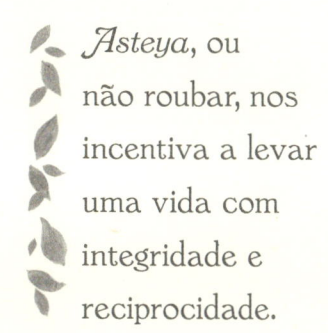

*Asteya*, ou não roubar, nos incentiva a levar uma vida com integridade e reciprocidade.

## ROUBAR DOS OUTROS

Quando nos concentramos apenas no exterior, nós nos comparamos com os outros e enviamos energia para a vida das pessoas de uma maneira nociva. Quando nos comparamos aos outros, nós nos achamos inferiores, o que nos dá a sensação de que fomos enganados, ou nos achamos superiores, o que nos torna arrogantes. A atenção dada a outras pessoas, quando baseada na insatisfação com nós mesmos, nos faz viver indiretamente por elas ou tentar controlá-las, manipulá-las ou administrá-las a fim de alimentar o nosso ego decaído. É possível perceber que tentamos "superar" suas histórias, seus sucessos e suas experiências contando nossa própria história, que é mais incrível. Com tudo isso, estamos apenas tentando nos sentir melhor a respeito de nós mesmos.

Talvez alguém esteja compartilhando seu entusiasmo em relação a uma viagem que esteja se aproximando. Então, você imediatamente interrompe contando sobre uma viagem muito mais exótica que planejou, ou diz que já conhece esse lugar. Seja como for, a conversa passa a ser sobre você e a sua viagem, e então você rouba o entusiasmo da pessoa em relação à própria viagem. Também fazemos isso com o sucesso dos outros. Ou até mesmo com a morte. Por exemplo, se a mãe de alguém morre e nós direcionamos a conversa para a história de quando perdemos nossa própria mãe, fazemos a situação se voltar para nós mesmos em vez de nos mostrarmos solidários ao outro.

> Quando nos comparamos aos outros, nós nos achamos inferiores, o que nos dá a sensação de que fomos enganados, ou nos achamos superiores, o que nos torna arrogantes.

Ou talvez roubemos dos outros quando não prestamos atenção neles ou fazemos pouco caso. Em todos os casos em que roubamos, fazemos a situação se centralizar em nós, e não no outro. Quaisquer que sejam as palavras que saiam ou não de nossa boca, a intenção é servir a nós mesmos, e não ao outro. Quando nos sentimos infelizes com nós mesmos e nossa vida, tendemos a deixar as pessoas para baixo ou emitir comentários maldosos causados pela inveja. Quando realmente nos importamos com o outro, isso se expressa de maneiras que demonstram apoio e cuidado.

Quando eu estava treinando com Yogi Bhajan, ele costumava dizer "seja como uma empilhadeira; você sempre deve elevar os outros". Em nossos encontros com os outros, devemos nos perguntar se a pessoa se sente mais animada e leve porque esteve conosco ou se ela acha que algo valioso lhe foi roubado. Será que animamos o dia dela parando um momento para escutá-la, realmente elogiá-la ou simplesmente sorrir?

## ROUBAR DO PLANETA

Além de roubarmos dos outros, também roubamos do planeta. Esquecemos que somos espíritos tendo uma experiência humana. Somos visitantes na experiência humana; somos visitantes no sentido mais completo da palavra. Você não iria jantar na casa de um amigo e reclamaria da comida, deixaria seu lixo pelos cantos e depois iria embora levando os castiçais só porque queria ficar com eles. No entanto, muitas vezes, é assim que tratamos nosso planeta.

Somos visitantes nesta Terra, em nossos corpos e em nossas mentes. Valorizar completamente essa realidade é aceitar que nada nesse plano físico pode nos pertencer. Assim, "possuir" uma coisa é uma forma de roubo. Usamos os termos "eu", "meu" e "mim" para quase tudo... minha casa, meu carro, minhas roupas, meus filhos... nós até dizemos, "meu pneu estourou". A posse das coisas está profundamente arraigada em nossa linguagem e em nossa cultura, então é difícil percebermos que na verdade nada nos pertence. Esse princípio nos estimula a enxergar todos os nossos pertences como algo precioso que nos foi emprestado. E, enquanto esse empréstimo durar, nosso papel é cuidar deles.

> Imagine o que aconteceria se, cada vez que tomássemos alguma coisa de alguém ou de algum lugar, também déssemos algo em troca.

Neste mundo, há uma lacuna cada vez maior entre aqueles que têm e aqueles que não têm. Seria um absurdo acharmos que as coisas podem ou até mesmo devem ser igualmente divididas neste planeta, mas há algo de errado quando crianças passam fome e idosos moram nas ruas. O teólogo Walter Brueggemann diz que a abundância da Terra é para a comunidade, não para o indivíduo. Costumo me perguntar como o mundo seria se entendêssemos essa afirmação profunda e vivêssemos como se tudo que consideramos "meu" pudesse ser usado pelo bem da comunidade.

Não roubar é mais do que apenas não tomar o que não nos pertence. É a compreensão inerente de que, a partir do momento em que nascemos, temos uma dívida para com esse presente chamado vida. As escrituras antigas dos Vedas falam de não tomar nada sem dar algo em troca. Imagine o que aconteceria se, cada vez que tomássemos alguma coisa, também déssemos algo em troca. Não acho que os textos dos Vedas estivessem se referindo ao lixo, e sim a uma sensação inerente de reciprocidade.

## ROUBAR DO FUTURO

Não estamos apenas roubando do planeta; estamos roubando do futuro e dos nossos filhos e netos numa proporção tão grande que, às vezes, parece que estamos num trem acelerado sem freios, sem termos como sair. No entanto, continuamos insaciáveis, com um buraco coletivo gigante que não conseguimos preencher. O excesso em nossos corpos, calendários e armários é um sinal de que estamos vivendo como se não houvesse amanhã nem ninguém para viver aqui depois de partirmos.

Perdemos nossa sensação de gratidão. É como se tivéssemos sido convidados para um fim de semana incrível na casa de um amigo, onde desfrutamos de refeições saborosas e fomos bem entretidos, e depois tivéssemos partido sem nem agradecer. Parece que focamos aquilo que não temos ou não teremos no futuro em vez de enxergar a abundância bem diante de nós.

Se paramos por tempo suficiente para observar o que está diante dos nossos olhos, deixando o mistério da beleza e da maravilha das estações ser profundamente assimilado pela nossa alma, nosso coração irrompe em gratidão pela vida, reconhecendo-a. Esse tipo de admiração traz dentro de si uma forma de agradecimento pela origem da vida e uma dívida para com o futuro. Isso me faz pensar na sabedoria indígena de tomar todas as decisões como se elas fossem afetar as próximas sete gerações.

Recentemente, assisti à peça *Handing Down the Names* [Transmitindo os nomes], de Steven Dietz. É a história de duzentos anos de ancestrais alemães, começando por aqueles que saíram dos estados alemães para se tornar fazendeiros ao longo do Rio Volga, na Rússia, e terminaram imigrando para a América. A história é profunda; mostra a força de um povo e seu amor e a esperança em relação às gerações futuras. Como afirma Dietz, "meus ancestrais colheram beterrabas por muitas gerações para que hoje, em 1995, eu possa colher palavras, contar histórias".

Saí do teatro bastante emocionada. Meus ancestrais sacrificaram tanto por mim… Passaram por dificuldades que nem consigo imaginar, pensando apenas nas gerações futuras. Literalmente, deram a vida para criar beleza neste mundo e gerar uma vida melhor no futuro. Naquele momento, percebi que minha vida é fundamentada em um amor incrível. Pensar em meus ancestrais e no mistério que causou nossa existência é uma maneira de trazer à tona novamente o caráter sagrado de nossa vida e das vidas daqueles que sucederão a nós.

> Para minha neta e seus amigos, eles estão herdando uma bagunça imensa que parece quase insuperável.

Senti essa linhagem na noite em que fiquei conversando até de madrugada com minha neta adolescente. Ela estava expressando sua opinião sobre o que vai enfrentar. Para ela e seus amigos, eles estão herdando uma bagunça imensa que parece quase insuperável. Na aula de química, eles tinham falado sobre a capacidade de uma destruição nuclear, a longa vida útil do material nuclear e o desafio que é descartá-lo. Em outra aula, conversaram sobre o ódio e o medo que o mundo sente do nosso país. Depois, discutiram sobre os desafios e as escolhas que terão de tomar no campo de pesquisa genética. À medida que ela continuava, tudo que consegui fazer foi balançar a cabeça e dizer "desculpe, as coisas não deviam ser assim para vocês". Senti um aperto no coração.

## ROUBANDO DE NÓS MESMOS

Além de roubarmos dos outros, do planeta e do futuro, também roubamos de nossa própria vida. Com todas as formas como nos impomos uma imagem externa de nós mesmos, roubamos do desenvolvimento de nossas particularidades. Todas as demandas e expectativas que adotamos roubam do nosso entusiasmo. Sabotar-se, não acreditar em si mesmo, baixa autoestima, julgamentos, críticas e exigir perfeição são formas de se prejudicar que destroem a essência de nossa vitalidade. Com todas as formas de viver no passado ou no futuro, terminamos roubando de nós mesmos. E com todas as formas que temos de erguer cercas, sejam elas reais ou imaginárias, ao redor de nossos pertences físicos ou de nossos idealismos mentais, roubamos da expansão total de nossa vida.

Estamos presos a uma cultura em que nossa identidade está atrelada às nossas conquistas. Exibimos a lista de todos os nossos compromissos para que todos vejam. Na pressa para chegar logo ao próximo item, não deixamos nenhum momento para digerir e assimilar nossa vida, e talvez esse seja o maior roubo de todos. Precisamos de tempo para conversar com nós mesmos. Para pensar, assimilar e permitir que as experiências da vida se integrem ao nosso interior. Precisamos de tempo para descansar, refletir e contemplar.

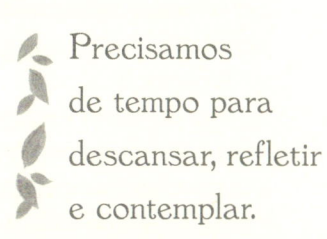 *Precisamos de tempo para descansar, refletir e contemplar.*

Percebi que essa necessidade era verdadeira alguns anos atrás, quando levava uma vida acelerada. Depois de três anos de um ritmo insano, acordei um dia e percebi que não tinha mais acesso à experiência da minha vida. Foi uma das sensações mais estranhas que já tive. Não tenho outras palavras para descrever o que senti, só posso dizer que não conseguia mais me lembrar de onde eu estivera nem do que fizera. Tudo aquilo era demais para o meu sistema, que se sobrecarregou e se desligou. Simplesmente parou. Naqueles três anos, eu não tinha parado em nenhum momento desejando algo parecido com reflexão e integração; eu estava sempre avançando para a próxima coisa a toda velocidade. Como eu não tinha feito uma pausa para que minhas experiências se tornassem parte de mim, não fui capaz de armazená-las — elas desapareceram. Eu roubara de mim mesma aquela parte da minha vida.

## MUDANDO O NOSSO FOCO

Crianças pequenas, quando chegam a uma certa idade, começam a querer o que o outro tem. Não importa o que seja — elas querem. Quando observamos o estado do mundo, vemos que muitos adultos ainda se encontram nessa idade de querer o que o outro tem. O princípio do *asteya*, ou não roubar, nos incentiva a transferir o foco do outro para nós mesmos. Assim, podemos nos estimular com as possibilidades de nossa própria vida. Quando cuidamos do nosso amadurecimento e do nosso aprendizado em uma área de nosso interesse, nos envolvemos com a alegria e o desafio de evoluir. Quando nos baseamos totalmente em nosso talento e em nossa habilidade, servimos ao mundo instantaneamente em vez de roubar dele. Essa mudança de foco pode ser exemplificada por meio da história a seguir.

Na Índia, durante as grandes comemorações, elefantes desfilavam por ruas estreitas orgulhosamente vestidos com seda e joias, carregando o retrato de uma divindade nas costas. No trajeto, havia muitos vendedores com petiscos deliciosos e joias reluzentes. É claro que os elefantes, curiosos e brincalhões por natureza, balançavam a tromba para os lados tentando pegar aquele brilho e os petiscos nas ruas. Então, rapidamente tinham início o caos e a destruição. No entanto, os treinadores, por conhecerem a natureza aventurosa dos elefantes, ensinaram os animais a enroscar a tromba em um broto de bambu. Atualmente, como eles percorrem as ruas carregando o broto, o desfile segue com tranquilidade.

Somos bem parecidos com esses elefantes. Quando não sabemos o que queremos ou não temos coragem de ir atrás do que almejamos, tudo que os outros estão fazendo nos parece tentador. Começamos a cobiçar as conquistas e os pertences dos outros. Nós nos afastamos de nossos próprios sonhos e de nossa própria verdade. No entanto, quando nos concentramos em nossos sonhos, podemos avançar com dignidade assim como os elefantes com o broto de bambu, sem sermos perturbados pelo brilho no caminho. Quando seguramos o nosso "broto de bambu", podemos começar a desenvolver nossa competência e criar dentro de nós as circunstâncias necessárias para obtermos o que desejamos.

## DESENVOLVENDO NOSSA COMPETÊNCIA

Meu marido costuma contar que, a cada quatro anos, ele grudava na tevê para assistir às Olimpíadas. Ele ficava encurvado em sua poltrona uma hora após a outra, com maionese na barrigona à mostra, comendo mais do que precisava e dizendo que, nas próximas Olimpíadas, representaria os Estados Unidos como um atleta habilidoso e em forma. Quando chegava a época das Olimpíadas, ele continuava na poltrona, sendo um espectador daquilo que desejava.

A palavra do sânscrito *adikara* representa o direito de conhecer ou o direito de ter. Ela nos indica que, se queremos algo, é melhor adquirirmos a competência necessária para obtê-lo. Como na história do meu marido, podemos sonhar e desejar o quanto quisermos, mas só conseguimos algo quando temos competência para tê-lo e mantê-lo. Todo o restante é roubar.

Pense nas pessoas que ganham muito dinheiro na loteria e, depois de um ano, voltam à falência. Ou nos diretores executivos que levam empresas à falência porque não são habilidosos na administração de grandes corporações. Em ambos os casos, as pessoas estão roubando; estão tentando fazer algo que está além da competência delas. Nossos resultados na vida têm a ver com nossas habilidades, e não necessariamente com nossos desejos ou objetivos.

Competência inclui a habilidade de enxergar o que está bem diante de nós. Eu costumava dizer para mim mesma que eu trabalhava duro e rezava muito, mas que mesmo assim nunca conseguia o que queria. Hoje, quando penso no passado, entendo que eu não tinha competência para enxergar que aquilo pelo que eu trabalhara, aquilo que eu estava pedindo, encontrava-se bem na minha frente. Às vezes, nem eu mesma conseguia enxergar!

Um escorredor de massa é um exemplo excelente de *adikara*. Podemos desejar algo muito intensamente, mas, se estamos cheios de buracos como um escorredor, o que queremos sempre vai nos escapar. Criar *adikara* é tapar nossos buracos, criando competência na área de nosso interesse. Criar competência requer prática e aprendizado.

A preparação para receber o que queremos requer uma dedicação entusiasmada em tempo integral. Isso nos afasta da vitimização e nos faz assumir total responsabilidade por nossa vida. Quantas vezes desejamos ter mais dinheiro, sem ter ideia do que faríamos (pelo menos usando o bom senso) se ele aparecesse? O *asteya*, ou não roubar, requer que nos tornemos mais capazes de supervisionar aquilo que desejamos. Aprenda sobre dinheiro e investimentos, seja inteligente com o dinheiro que você tem, esteja preparado, seja generoso. Tenha o *adikara* para o que você quer.

Talvez você tenha visto o adorável filme *Casamento grego*. Nia Vardalos era uma comediante à procura de oportunidades que contava histórias sobre suas origens gregas e seu marido não grego. Rita Wilson, esposa de Tom Hanks, deparou-se com a apresentação de Nia em uma noite, adorou-a e achou que a história dela daria um ótimo filme. Nia Vardalos estava preparada. Ela já tinha escrito um roteiro. Nas palavras de Nia, "Rita Wilson é grega, e ela viu minha apresentação, falou que aquilo deveria ser transformado em filme, e eu lhe entreguei o roteiro. Ela mandou Tom Hanks, seu marido, ver minha apresentação. Ele me ligou e disse 'Vamos produzir seu filme, e você vai interpretar o papel principal!'.". Nia Vardalos estava pronta.

Se não estamos preparados para lidar com nossos desejos mais profundos, é fácil roubar de várias maneiras inadequadas e destrutivas. Em vez disso, essa joia nos pede para enfatizarmos nossos desejos e depois criarmos a competência necessária para realizá-los. Assim, resta-nos a pergunta: "Você está disponível para aquilo que deseja?". Isso abre as portas para que busquemos mentores e aprendamos com pessoas que já conquistaram o que almejavam. Além disso, também é divertido aprendermos coisas novas. Podemos encontrar uma pessoa mais realizada e habilidosa (ou até mesmo mais radical) do que nós e aprender com ela como tapar nossos buracos de incompetência. E, para não roubarmos dela, podemos recompensá-la de uma maneira justa.

Quando percebi em um dado momento que havia esquecido como se brincava, contratei minha neta adolescente como técnica de brincadeiras. Além de ela ter gostado de criar cenários para as nossas brincadeiras e de me passar tarefas para eu fazer sozinha (e de ser paga para ser a técnica da avó), o processo inteiro me fez entrar em um novo mundo de aventura e diversão, além de aprofundar minha relação com minha neta.

No livro *A dádiva mais preciosa*, de Jim Stovall, conhecemos Red, um homem que se tornou bilionário por conta própria e que está prestes a morrer. Enquanto decide com quem deixar suas empresas, seus investimentos e outros bens, Red olha para sua família e vê apenas egoísmo e ganância, uma família estragada por causa do dinheiro que facilitou demais a vida de todos. Red decide compensar sua relação com seu único neto. A história avança quando, após a morte de Red, o testamento é lido para a família cheia de expectativas, e cada um de seus familiares se zanga à medida que a leitura é feita. No entanto, para o neto, Jason, Red deixa doze tarefas que devem ser cumpridas a fim de que ele possa receber uma herança de valor monetário desconhecido. Ao realizar uma tarefa após a outra, Jason aprende a contragosto o valor do trabalho, da amizade, da dedicação, etc., até se tornar uma pessoa totalmente diferente. Em vez de um garoto mimado com um fundo fiduciário, Jason passa a ser um líder competente, compassivo e habilidoso, que está preparado para doar milhões a pessoas e projetos que fazem a diferença. Caso você não conheça o enredo, não vou estragá-lo. Basta dizer que, quando descobrimos o valor da herança de Jason, isso não importa mais para Jason nem para nós.

Nessa história, o avô teve a prudência de delegar tarefas ao seu neto com o objetivo de que, após conseguir realizar cada uma delas, Jason se tornasse uma pessoa capaz de ter em suas mãos um bilhão de dólares em investimentos. Acho que a vida é assim. Ela nos delega tarefas e, se conseguimos realizá-las, nós amadurecemos e nos transformamos em pessoas a quem a vida confia coisas importantes. Assim como Jason, costumamos enxergar essas tarefas como um fardo, e não como uma oportunidade de aumentar nossa compaixão e nossas habilidades. O avô sabia que, no fim das contas, não é o acúmulo de coisas que nos satisfaz, e sim o acúmulo de valores e competências. A joia do não roubar nos incentiva a sermos mais competentes com a própria vida.

Enquanto roubar proporciona dor e sofrimento para nós mesmos e para os outros, criar competências nos abre um mundo de alegria e possibilidades. É uma grande aventura desviar nossa atenção do roubo para o compromisso duradouro de nos transformarmos em uma pessoa de valor.

## QUESTÕES PARA ANÁLISE

Para ter novos *insights* sobre sua vida e a prática do não roubar, conviva com as questões a seguir, reflita sobre elas e mantenha um diário. Durante esse mês, baseie sua análise no seguinte texto de Albert Einstein:

*Cem vezes por dia,*
*lembro que*
*minha vida interior e exterior*
*depende do trabalho de outras pessoas,*
*vivas e mortas,*
*e que preciso me esforçar*
*para dar*
*na mesma proporção que recebi*
*e continuo recebendo.*

**Semana um:** Nessa semana, observe quando e como você rouba dos outros usando tempo, atenção, poder e confiança, ou tentando superá-los e sendo incapaz de comemorar os sucessos deles. Observe o que é que acontece dentro de você que o leva a esse roubo. Agora, procure ser uma "empilhadeira", para que todos ao seu redor se elevem com a sua presença.

**Semana dois:** Nessa semana, perceba o que você rouba do planeta e do futuro. Onde você está tomando alguma coisa sem dar em troca algo de valor pelo menos idêntico? Durante a semana, viva de forma recíproca com o planeta, tendo consciência do futuro.

**Semana três:** Nessa semana, viva como um visitante deste planeta, e não como proprietário dele. Perceba o quanto está disponível para o seu uso e desfrute das coisas sem precisar possuí-las (parques, bibliotecas, livrarias, teatros, pôr do sol, etc.).

**Semana quatro:** Nessa semana, pense em seus sonhos e em seus objetivos, e desenvolva uma lista de coisas a fazer/estudar/tentar que aumentariam seu conhecimento e sua competência, aproximando-o de seu objetivo e, por conseguinte, construindo seu *adikara*.

**Durante esse mês, pense nas palavras de Albert Einstein e viva com gratidão e reciprocidade em relação ao que lhe foi dado.**

# BRAHMACHARYA

*Numa escuridão,*
*floresceu o lótus dourado —*
*Deus nos aguardava.*
*— C. L.*

ब्रह्मचर्य

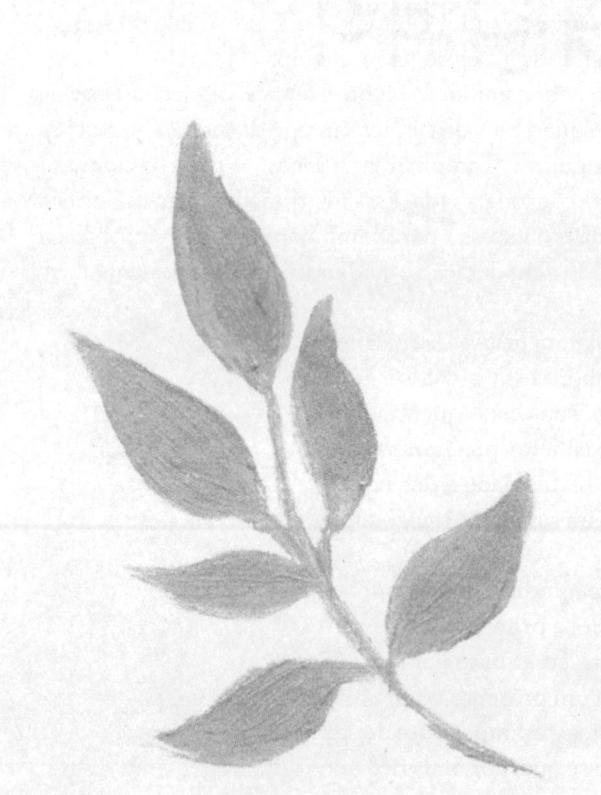

# BRAHMACHARYA:
# MODERAÇÃO

Ainda me lembro vividamente de um comercial da minha infância. Nele, um homem deprimido tinha acabado de se empanturrar de comida. Tomado por letargia, gases e inchaço, ele lamenta: "Não acredito que comi isso tudo!". Talvez eu me lembre desse comercial por causa dos momentos em que também enfrentei os efeitos colaterais do exagero. Conheço por experiência própria a dor de um estômago muito cheio, o torpor por estar trabalhando demais, a lerdeza após exagerar no sono. Quando sinto o peso do excesso, fico sem acreditar que fiz aquilo comigo mesma outra vez e me escuto dizer algo parecido com a frase acima: "Não acredito que comi isso tudo!". E tudo o que posso fazer é sofrer e observar como o exagero se impôs à alegria do momento.

Quer nosso exagero seja com comida, trabalho, exercício ou sono, o excesso costuma surgir porque nos esquecemos do caráter sagrado da vida. A quarta joia, *brahmacharya*, literalmente significa "caminhar com Deus" e nos convida a ter consciência do caráter sagrado de toda a vida. Essa instrução também nos orienta a deixar para trás a ganância e o excesso para caminharmos neste mundo com admiração e êxtase, praticando a moderação e cuidando de cada momento como se ele fosse sagrado.

Muitas pessoas interpretaram *brahmacharya* como celibato ou abstinência. Embora essa possa ser uma das formas do *brahmacharya*, suas consequências são muito mais abrangentes. No entanto, precisamos lidar com a intensidade da nossa sexualidade e dos nossos outros desejos de uma maneira sagrada e revigorante, e não excessiva.

Em uma viagem recente à Índia, conheci um homem chamado Thakur que foi a primeira pessoa a levar trilhas e outras aventuras ao ar livre para aquela parte dos Himalaias. Ele era um próspero empresário que enfrentava as longas horas e as imposições do seu sucesso. Contudo, ele me disse que, por mais rico que

> *O brahmacharya nos lembra de começarmos cada dia e cada ação sentindo o seu caráter sagrado em vez de indulgência.*

fosse, continuava morando na casa que seu pai construíra nos arredores da cidade. A porta da casa só ia até a altura de seu peito, então, para entrar, ele precisava abaixar a cabeça. Ele disse que a mera ação de abaixar a cabeça ao entrar o fazia se lembrar do caráter sagrado de todas as coisas, e ele passava suas noites e seu sono com paz e tranquilidade, pronto para levar aquele mesmo caráter sagrado para as suas negociações do dia seguinte.

Para nós, o *brahmacharya* é como essa porta mais baixa que nos lembra de começarmos cada dia e cada ação sentindo o seu caráter sagrado em vez de indulgência. Assim, nossos dias podem ser vividos com a admiração do que é sagrado, e não com o sofrimento do excesso.

## MODERAÇÃO — DOMINANDO NOSSO EXCESSO DE INDULGÊNCIA

O número de galpões e boxes para armazenamento, as belas caixas decorativas para guardar coisas que sempre encontramos nas lojas, as estatísticas sobre obesidade e a falta de serviços de gestão para os nossos resíduos são indicações claras de que somos um povo de excessos. Exageramos no sexo, na comida, no trabalho, no sono, no entretenimento, em nossos pertences e, frequentemente, em nossa espiritualidade também. Parece que estamos bem longe de entender o conceito de "suficiente".

No pensamento do yoga, há um momento em que chegamos ao limite perfeito daquilo com que estamos envolvidos. Por exemplo, se estamos nos alimentando, adquirimos energia e vitalidade por meio da comida que ingerimos — até certo ponto. Se comemos além desse ponto, há uma tendência de baixa rumo à letargia. Se comemos com lentidão e atenção, podemos encontrar esse ponto que fica exatamente no nível ideal. É esse momento do nível ideal que precisamos reconhecer. Quando passamos dele, começamos nossa descida na direção do excesso. Esse mesmo processo se aplica a qualquer atividade que realizamos.

> No pensamento do yoga, há um momento em que chegamos ao limite perfeito daquilo com que estamos envolvidos. É esse momento do nível ideal que precisamos reconhecer.

Vi minha neta Aryka praticar esse nível ideal. Ela me pediu um ovo mexido, então o preparei da maneira como ela gosta. Ela devorou-o esfomeada, comentando o quanto estava delicioso. Depois, pediu mais um. Preparei o segundo ovo, e a cena se repetiu. Quando ela pediu o terceiro ovo, eu o preparei e ela começou a comê-lo demonstrando sua alegria. No meio da terceira garfada, ela exclamou: "Vovó, esse ovo está com um gosto terrível, tem algo de errado nele!". Fiquei admirada por ela ter prestado tanta atenção a ponto de perceber que aquilo que antes lhe parecia prazeroso agora tinha se tornado desagradável porque ela já havia comido o suficiente.

Por que passamos do suficiente para o excesso? O pensamento do yoga nos diz que é porque nossa mente começa a associar determinados estados emocionais a determinados alimentos ou atividades. Há uma diferença, por exemplo, entre a necessidade do corpo de satisfazer a sua sede e as coisas extravagantes que a mente faz com esse simples desejo. É um desejo que pode ser satisfeito com um mero copo de água, mas que, em virtude do funcionamento complicado da nossa mente, termina sendo associado a lembranças e condicionamentos relacionados a satisfações ou incômodos emocionais. Quando há um certo apego emocional atrelado a uma simples necessidade fisiológica, podemos ter problemas. Sem nem perceber, adquirimos uma necessidade, parecida com um vício, de repetir os sentimentos associados àquela coisa.

Eu e Ann, minha sócia, passamos por uma fase em que tomávamos *chai*[5] quase diariamente. Estávamos trabalhando duro e nos divertindo, e o *chai* se tornou uma recompensa e um agrado para nós. Nossa necessidade era satisfazer a sede, mas começamos a criar na memória a ideia de que precisávamos do *chai* para nos satisfazer. Então, a cada *chai*, tínhamos a expectativa de sentir

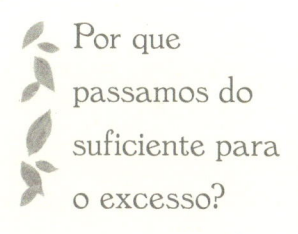

**Por que passamos do suficiente para o excesso?**

o mesmo prazer do companheirismo e a satisfação do trabalho benfeito. Não há nada de errado em tomar um *chai*, na verdade é algo bastante prazeroso, mas logo percebemos que não estávamos mais tomando o *chai*, era o *chai* que nos tomava. Tínhamos um vício; não era a simples necessidade de matar a sede. Nossa mente havia criado a necessidade de sentir uma recompensa em vez de simplesmente aproveitar o prazer de beber um *chai*.

Quando começamos a nos remover da nossa teia de excessos, é importante conferir as necessidades do corpo e desenvolver a capacidade de separar essas necessidades fisiológicas das histórias mentais. Às vezes, sentimos necessidade de ficarmos tristes. Quando isso acontece, a mente pode tentar nos enganar para que pensemos que precisamos fazer ou comer alguma coisa. Isso aconteceu comigo quando minha mãe faleceu. Enquanto ela estava viva, uma das coisas que mais gostávamos de fazer era ficarmos acordadas até tarde da noite assistindo a algum filme e tomando sorvete. Após a morte dela, passei a ter o "desejo" de ver filmes até tarde tomando sorvete. Quando prestei atenção no meu corpo, ficou claro que eu estava cansada e sem fome. Na verdade, eu estava com saudade da minha mãe

---

5. *Masala chai* é uma bebida do subcontinente indiano feita com uma mistura de especiarias e ervas aromáticas indianas, servida como chá. (N.E.)

e precisava lidar com o meu luto. Recorrer a filme e sorvete teria cansado demais o meu corpo e enchido demais a minha barriga. E eu continuaria com saudade da minha mãe. Precisei separar a história da minha mente das minhas necessidades fisiológicas e simplesmente me permitir chorar.

Estamos aqui neste planeta em parte para sentir prazer e satisfação. Se é um prazer, e não um vício, estamos praticando *brahmacharya*. Se alimentamos nossas histórias mentais e deixamos para trás o conforto do nosso corpo, é um vício, e estamos desalinhados com esse princípio. Moderação não tem a ver com não sentir prazer. Na verdade, tem a ver com vivenciar ao máximo o prazer e a satisfação. As perguntas diante de nós são: é você que está comendo o alimento, ou é o alimento que está comendo você? É você que está fazendo a atividade, ou é a atividade que está fazendo você? Você é capaz de desfrutar do prazer sem excesso? Ao responder a essas perguntas, precisamos distinguir as necessidades fisiológicas do momento da história que nossa mente nos conta. (Não sei como é com você, mas percebi que, no meu caso, açúcar, sal e cafeína criam mais histórias mentais do que alface!) Também precisamos enfrentar sem medo a tristeza, o luto e as decepções sem procurar atenuá-los com comida ou sexo.

> Precisamos distinguir as necessidades fisiológicas do momento da história que nossa mente nos conta.

Quando estive na Nicarágua, escutei o ministro do Interior falar sobre a situação de seu país. Naquela época, havia muitos americanos levando sua fé para o povo da Nicarágua. Parte da evangelização era dividir grandes mesas com alimentos exóticos durante os encontros. O ministro do Interior, que preferia não comparecer a esses eventos, fez um comentário sucinto a respeito da comida: "quando os organismos no meu estômago ficam animados demais, não consigo pensar direito". O exagero desgasta nossa força vital, assim como jogar lenha demais na fogueira inviabiliza o seu uso. A prática da moderação preserva e honra essa força vital em nosso interior para que possamos viver com clareza e de forma sagrada.

Se estamos vivendo nos extremos do vício, do excesso e dos exageros em alguma área de nossa vida, aderir a jejuns, ao celibato ou à abstinência pode nos ajudar a nos satisfazer com o prazer. O jejum e o celibato são práticas importantes para puxarmos as rédeas, encontrarmos nosso eixo e analisarmos nossa vida. Períodos em que somos obrigados a praticar jejum ou abstinência, como, por exemplo, quando temos de tratar uma doença em nosso corpo ou do nosso parceiro, podem servir como uma grande purificação para nós mesmos e nos levar a uma compreensão maior de nossas tendências a exagerar e das histórias que a mente cria sobre essas tendências.

# CAMINHAR COM DEUS

O *brahmacharya* nos convida a caminhar com Deus, e não com o excesso. Esse princípio nos convida a entrar no caráter sagrado da vida, enxergando cada relacionamento que temos como um relacionamento com o divino e cada experiência que temos como uma experiência do divino. Você consegue honrar tudo como algo sagrado? Consegue honrar a si mesmo como algo sagrado? Se pararmos um instante e observarmos, perceberemos que são as coisas simples que mexem com nossa alma e nos abençoam com felicidade. O vento nas árvores, as cores do céu, o toque da pessoa amada, a alegria de uma criança, um momento compartilhado com um amigo — tudo isso pode nos fazer transbordar. Esse transbordamento é expansivo e nos torna mais humildes, e é muito diferente da satisfação proporcionada pelo excesso.

> Você consegue honrar tudo como algo sagrado? Consegue honrar a si mesmo como algo sagrado?

Se paramos e pensamos sobre nossa vida, vemos que as coisas têm uma inteligência inata. É como se uma bela tapeçaria estivesse sendo tecida e nós fôssemos a cor de uma das linhas sendo levada por uma agulha, por algo maior do que nós. É com essa grandiosidade, com o mestre tecelão, que buscamos ter contato. Quando enxergamos com os olhos do mistério, começamos a enxergar o caráter sagrado do banal e o caráter banal do sagrado. Toda tarefa se transforma em uma oportunidade de admiração e deslumbre. Ao fecharmos a lacuna entre o que ou quem consideramos importante ou não, estimamos todas as pessoas e todas as tarefas. A mídia, a cultura e até mesmo nossos próprios egos separam, dividem e depois ordenam. Aqui somos convidados a unir e estimar tudo, enxergando o fio do divino em ação.

Enxergar com os olhos do sagrado muda nossa maneira de agir e de observar. Há uma necessidade intrínseca de parar e agradecer. Há uma necessidade intrínseca de abrir o coração em contemplação. Quando há gratidão e devoção em seu coração, o excesso não é necessário. Enxergar tudo como sagrado traz continuidade à vida e nos equilibra. Enquanto o excesso nos faz exagerar e ir além dos nossos limites, afastando-nos de nós mesmos, enxergar tudo como sagrado nos faz encontrar nosso eixo e nosso equilíbrio.

Percebi que, quando o sentimento de contemplação me abandona, quando tudo se torna insípido e banal, é porque meu ritmo está acelerado demais há muito tempo. Já passei dos meus limites e estou desequilibrada. É hora de descansar. Quando estou descansada, nada é insípido ou banal; tudo reluz com seu mistério. Quer eu consiga ter um dia mais tranquilo ou dar uma escapulida para o bosque sozinha, é difícil me dar esse descanso. Há um milhão de motivos pelos quais não posso descansar. Meu ego gosta de se sentir importante, e ele não se sente assim quando estou descansando. Meu ego também não gosta da ideia de que a vida pode prosseguir sem mim, mesmo que seja apenas por algumas horas; ele gosta de ficar junto da ação. Além do mais, nessa cultura de constante atividade, há sempre muito a ser feito.

No entanto, sempre anseio por escapar dos hábitos da tecnologia, do bombardeio de estímulos e das rotinas que convenientemente estabeleci para mim mesma. Anseio por aprender com o silêncio e por ver se estou alinhada com minha alma. Anseio por dominar o estímulo e deter os exageros. Anseio por não fazer nada e deixar que isso mais do que baste. Descansar rejuvenesce minha sensação de mistério. Com esse simples ato, percebo que meus olhos se deslocam para a admiração e meu coração espontaneamente entoa canções de gratidão.

O divino é magnífico e está constantemente tecendo um desenho minucioso com maestria e uma complexidade que nos é incompreensível. Essa magnificência merece uma plateia que se encante com ela e a aprecie. A meu ver, fazer parte dessa joia é como fazer parte da plateia de uma divindade; talvez isso signifique mudar nossos dias para termos mais tempo de simplesmente observar e nos maravilhar. Talvez signifique ter uma vida mais ritualizada e ritmada. Talvez mudemos alguns dos nossos compromissos a fim de termos tempo de observar e vigiar o mistério e o sagrado, acendendo velas, dizendo preces, massageando nossos pés, caminhando ou fazendo carinho nas costas do nosso parceiro.

Ser uma plateia do mistério divino nos leva do horário dos relógios para o ritmo divino. Tive essa experiência de mudança de ritmo quando passei um mês sozinha, sem trabalhar, numa casa à beira de um lago. Em algum momento daquele mês fui capturada. Sem um relógio para ditar meu próximo passo nem meus hábitos de sempre para manipular o momento, passei a ser guiada por um ritmo universal que comecei a chamar de "a batida do coração de Deus". Fiz trilhas e andei de caiaque, comi e dormi, li e escrevi, e fiz minha prática, mas essas coisas não eram atividades separadas nem conquistas, elas estavam mais para um ritmo. Eu era uma célula no coração de Deus, e era a batida desse coração que me movia. As ações e as inações se entrelaçavam em um ritmo harmônico.

Naquele mês, aprendi que o ritmo do mistério é totalmente diferente das demandas dos horários do relógio. O tempo de Deus não é lógico para a nossa mente limitada; ele não planeja nem vigia, mas de alguma maneira todas as refeições eram preparadas e a louça era lavada. As coisas aconteciam num ritmo diferente, só isso. Quando eu não sabia o dia, a hora ou a temperatura, uma inteligência inata começava a acionar a próxima coisa. Eu me movia sem me mover, e tudo que eu enxergava era beleza e contemplação. Sem uma agenda nem um plano, fazer e ser se misturaram até parecer iguais. O único objetivo era sentir o puro deleite do momento presente. A batida do coração de Deus.

Quando voltei do meu mês de retiro, mais uma vez passei a ter um relógio no pulso, um celular na mão e meu computador em *stand-by*. E me deparei com a acusação de Vimalananda, que afirmou: "Neste país, você usa seu deus em seu pulso!". O princípio do *brahmacharya* pede que usemos esses objetos tecnológicos como guias para que nos ajudem a lidar com as demandas e expectativas da sociedade, mas sem que se tornem deuses. Não podemos, em vez disso, nos mover no ritmo do universo, como uma célula no coração do mistério?

> À medida que praticamos mais o "caminhar com Deus", descobrimos que o excesso não nos controla mais tanto quanto antes.

Li muitos livros de autoajuda e me beneficiei imensamente deles. Com base nisso, acho que é o mistério que nos faz começar a compreender nossa humanidade mais a fundo. À medida que praticamos mais o "caminhar com Deus", descobrimos que o excesso não nos controla mais tanto quanto antes. Quando realmente nos alimentamos com aquilo que o mistério divino nos proporciona, a falsa alimentação do excesso se torna cada vez menos interessante para nós.

Ser uma plateia de Deus também significa sair do palco. Não precisamos ser o centro das atenções e das atividades o tempo inteiro. Podemos até nos surpreender ao ver quanta agitação insana criamos em nossos dias só para nos sentirmos importantes. Usamos nossa ocupação como uma insígnia, como se nossa ocupação fosse impressionar de alguma maneira o restante do mundo ou nós mesmos. Quantos de nós nos deitamos para dormir nos sentindo realizados porque cumprimos muitas das nossas tarefas ou porque alguém disse que éramos "incríveis" ou que "ajudamos" os outros? E se descêssemos totalmente do palco e colocássemos Deus em cima dele? Talvez assim, na hora de dormir, a nossa sensação seja de admiração, e não de realização, pois passamos o dia inteiro sendo uma plateia atenta da apresentação divina.

> Howard Thurman disse: "Não se pergunte o que é necessário no mundo; pergunte-se o que faz você se sentir vivo".

O *brahmacharya* nos lembra que não encarnamos nessa forma para nos sentirmos mortos, mas, sim, para nos sentirmos vivos. Não encarnamos para exaurir nossa vitalidade e paixão por causa do excesso, mas para expressá-las por completo. O *brahmacharya* nos convida a andar por aí atentos às maravilhas do mundo. Howard Thurman compreendia o quanto nossa paixão é importante para o mundo quando afirmou "Não se pergunte o que é necessário no mundo; pergunte-se o que faz você se sentir vivo. E depois pratique isso. Porque o mundo está precisando de pessoas que se sentem vivas!".

## QUESTÕES PARA ANÁLISE

Para ter novos *insights* sobre sua vida e a prática da moderação, conviva com as questões a seguir, reflita sobre elas e mantenha um diário. Durante esse mês, baseie sua análise no seguinte texto de Joseph Campbell:

> *Seja verdadeiro com o propósito e os limites*
> *de cada coisa que existe.*
> *Comporte-se e sirva com pureza*
> *à realidade que lhe foi dada,*
> *fazendo de cada função humana,*
> *sem exceção,*
> *um ato religioso*
> *de sacrifício e louvor.*

**Semana um:** Nessa semana, examine suas crenças, seus valores, seus hábitos e suas ações relacionados à sua sexualidade e às atividades sexuais. Perceba o que sua cultura, a mídia, sua comunidade religiosa e sua família têm a dizer sobre o tema. Então, veja se você age com base em uma autoridade externa ou em suas próprias crenças.

**Semana dois:** Nessa semana, viva sem excessos. Coma, trabalhe e durma até que haja um aumento da energia, antes que a letargia do excesso se estabeleça. Pense nas palavras de Gensei, um monge budista japonês que disse "o objetivo da vida é saber o que é suficiente". Nessa semana, perceba o que é suficiente e pare quando sentir que alcançou o suficiente. Pratique o prazer sem excesso.

**Semana três:** Nessa semana, perceba onde você vê o seu deus e onde não o vê. Tente descobrir quais são as crenças e os julgamentos que limitam sua capacidade de ver o seu deus e vivenciá-lo em todas as coisas. Depois, procure fazer com que tudo seja uma relação com o divino. Veja o sagrado no banal e o divino em toda pessoa que encontrar. Pense nestas palavras de Yogi Bhajan: "Se você não consegue ver Deus em tudo, você não consegue ver Deus". Veja Deus em tudo.

**Semana quatro:** Nessa semana, reflita sobre sua própria divindade. Você está disposto a ser sagrado? Anote três práticas que o conectam ao seu caráter sagrado e à sua paixão.

**Durante esse mês, pense nas palavras de Joseph Campbell e viva o caráter sagrado da sua vida.**

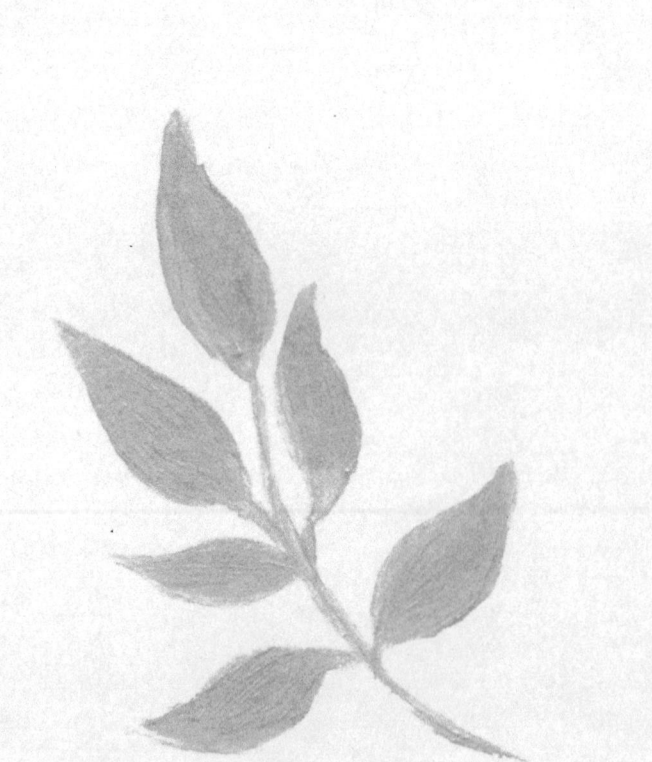

# APARIGRAHA

*Apaixone-se,*
*ame tudo que é seu.*
*E, depois, deixe ir!*
— C. L.

अपरिग्रह

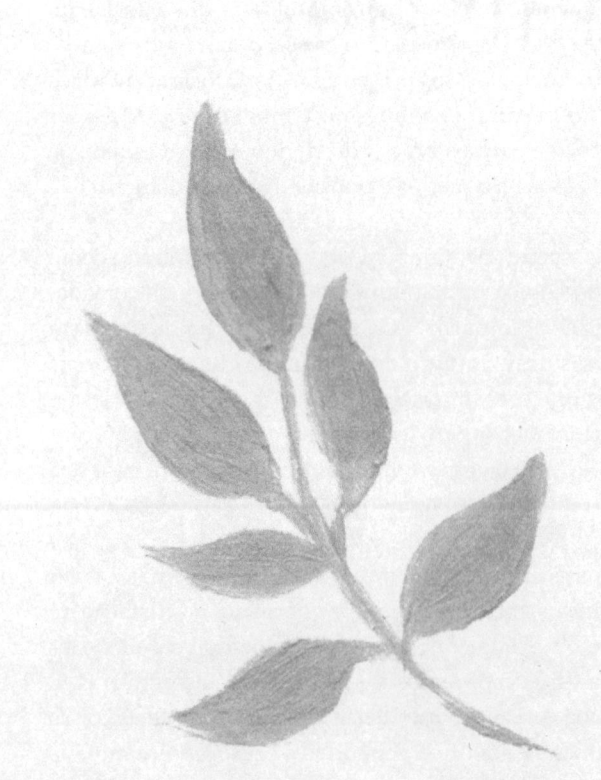

# *APARIGRAHA:*
# NÃO POSSESSIVIDADE

Lembro-me de quando meus filhos eram pequenos e eu os buscava na creche. Não importava se eles estavam comendo lanches gostosos, explorando novos brinquedos ou se divertindo com novos amigos. No minuto em que eu chegava, eles soltavam tudo e corriam a toda velocidade para os meus braços, que os aguardavam. Nada era mais importante para eles do que eu. No entanto, à medida que eles cresceram, seus brinquedos passaram a ser cada vez mais importantes, e então chegou um momento em que eu ia buscá-los e eles me ignoravam totalmente.

Assim como crianças pequenas, vivemos num mundo em que não faltam lanches, brinquedos e amigos. Eles existem para o nosso prazer, mas sem jamais substituir aquele que proporciona esses presentes. A joia do *aparigraha* nos convida a desfrutar da vida ao máximo e, ao mesmo tempo, nos desafia a ser capaz de abandonar tudo e correr para os braços do divino à nossa espera. Se preferimos nos divertir com nossos brinquedos é porque não entendemos o que é mais importante.

O *aparigraha*, ou não possessividade, também pode ser interpretado como não apego, não ganância, não cobiça ou não apropriação. Podemos considerar que é simplesmente "deixar algo partir". Os *sadhus* da Índia reconhecem como é fácil se apegar às coisas deste mundo. Eles usam vestimentas em tons laranja e juram renunciar aos prazeres mundanos em favor do divino. Passam a maior parte do tempo nas florestas, longe de tentações que possam se tornar mais interessantes para eles do que a companhia do divino. Embora esse seja um exemplo extremo, ele nos mostra uma maneira de nos livrarmos da prisão da possessividade.

Para quem escolhe permanecer imerso no mundo, não é fácil amar e viver plenamente sem apego. Quando sentimos um amor completo, a satisfação de uma refeição maravilhosa ou o reconhecimento de um trabalho benfeito, é fácil querermos nos prender a esses momentos e jamais deixá-los para trás. É fácil querermos sentir a mesma satisfação e começarmos a exigir que as coisas nos proporcionem uma realização idêntica repetidas vezes. No entanto, as coisas mudam por natureza, e, quando não deixamos que elas mudem ou sigam em frente, elas começam a nos decepcionar. Nossas tentativas de nos prender a elas nos cansam e nos descontentam. Aquilo que tentamos possuir termina nos possuindo.

*O aparigraha nos convida a desfrutar da vida ao máximo e, ao mesmo tempo, nos desafia a ser capaz de abandonar tudo.*

Como podemos nos mover pela vida amando profundamente e nos envolvendo por completo sem nos apegar? Observando a inspiração e a expiração de nossa respiração, a sincronização dos trapezistas e a antiga prática de capturar macacos, podemos vislumbrar a capacidade de nos desprender. O princípio do *aparigraha* nos convida a nos desprendermos e a carregarmos poucas coisas em nossa jornada pela vida, mas nos importando profundamente e aproveitando tudo por completo.

## A RESPIRAÇÃO COMO MESTRA

E se pudéssemos confiar na vida como confiamos na respiração? E se pudéssemos nos nutrir completamente com um dado momento e depois o deixar totalmente para trás, confiando que seremos nutridos outra vez, de outra forma?

Assim como a respiração, a vida também nos nutre com o lar, o trabalho, os relacionamentos, as rotinas confortantes, as crenças, os comportamentos e as imagens que temos de nós mesmos. Há nutrição até o momento em que nos apegamos a essas coisas, muitas vezes inconscientemente, e então passamos a nos incomodar com expectativas, opiniões, críticas e decepções porque nos esquecemos de confiar na vida, de expirar e nos desprender. As coisas que nos nutrem podem se tornar tóxicas, assim como a respiração que é contida por tempo demais.

O *aparigraha* nos convida a participar do jogo divino, a ter total contato e intimidade com o momento presente e depois nos desprender dele para que a próxima coisa possa acontecer. É assim que aumentamos nosso *adikara*, ou competência, e que nos tornamos mais quem somos capazes de ser. Tenho um piano de cauda que gosto de tocar. No entanto, como Yogiraj Achala costuma me lembrar, na hora de comer eu não levo o piano até a sala de jantar. Por que eu iria querer todo aquele peso em meus ombros?

Entretanto, muitas vezes, nós tentamos carregar o piano até a mesa da sala de jantar, por assim dizer, procurando, de várias maneiras diferentes, encontrar alguma espécie de permanência, algo a que possamos nos prender. Mas a natureza do domínio do *aparigraha* é a impermanência. Tudo muda. Nada permanece o mesmo. Voltando para a respiração, quando vemos a barriga subir e descer a cada inspiração e expiração, sentimos a verdade da transitoriedade de todas as coisas.

## SUSPENSO NO AR

Assim como no momento em que o ar é totalmente expirado, há um instante em que o trapezista fica suspenso no ar. Pelo que eu entendo, ele precisa soltar a barra e esperar no ar até a próxima barra alcançá-lo. Se ele não solta a barra e tenta pegar a outra, termina errando no tempo e cai. Em vez disso, ele precisa soltar totalmente uma barra para se preparar para a barra que se aproxima, confiando no tempo do balanço dela, e não em sua tentativa de alcançá-la.

Não sou trapezista, mas nas minhas experiências de me desprender me parece que estou suspensa no ar, sem nada em que eu possa me segurar. Eu me sinto inexperiente, nua, vulnerável e desconfortável. Prefiro me desprender quando tenho certeza do que vai vir. E, quando preciso me desprender de alguma coisa, prefiro continuar me prendendo a ela de alguma maneira caso eu a queira de volta. Quando me desprendo totalmente, parece que estou suspensa no meio do nada.

> As coisas que nos nutrem podem se tornar tóxicas, assim como a respiração que é contida por tempo demais.

A prática do não apego requer o mesmo desprendimento que balançar de uma barra para a outra, sem se esforçar, no tempo perfeito e com total confiança. Tentar agarrar algo por tempo demais ou se estender demais para manter uma sensação de segurança é fatal para o nosso crescimento espiritual e para o progresso natural de nossa vida.

## SOLTE A BANANA!

Fico fascinada com o antigo procedimento que era usado para capturar macacos na Índia. Assim como a respiração e o trapezista, esse procedimento nos mostra como nos apegamos às coisas e pessoas e como isso pode ser fatal. Para capturar os macacos, constroem-se pequenas gaiolas com barras estreitas, e uma banana é colocada dentro de cada uma das gaiolas. Os macacos aparecem, colocam o braço entre as barras e pegam a banana. Depois, eles começam a tarefa impossível de tentar puxar a banana por entre as barras. E o mais incrível é o seguinte: quando os caçadores se aproximam, os macacos estão totalmente livres. Nada os impede de fugir para um lugar seguro quando escutam os caçadores chegando e sentem o perigo se aproximando. Tudo que eles precisam fazer é largar a banana. Em vez disso, eles se recusam a largá-la e são presos com facilidade.

Para nós, as "bananas" são aquelas coisas das quais esperamos a mesma satisfação na segunda ou terceira vez. Quando esperamos que nosso cônjuge nos faça sentir tão bem quanto na noite anterior, quando esperamos que um jantar nos satisfaça tanto quanto da última vez, quando esperamos ser valorizados como no dia anterior... toda vez que queremos as mesmas "sensações boas" como resultado, é porque não queremos soltar a banana. Nossas expectativas nos mantêm presos e, muitas vezes, descontentes.

A imagem do macaco segurando a banana é real para aqueles de nós que estão presos aos seus apegos. Na verdade, não existe nada nos prendendo. Estamos totalmente livres, assim como os macacos. Em vez disso, preferimos nos prender, escolhendo nossos apegos e nossa ganância em vez de nossa liberdade. Para escolhermos a liberdade, tudo que precisamos fazer é largar a banana. Em vez disso, criamos nossa própria prisão. O que estamos prendendo começa a nos prender. Como mostra o exemplo a seguir, a prisão também pode ser uma imagem de nós mesmos que não queremos deixar para trás.

> Nossas expectativas nos mantêm presos e, muitas vezes, descontentes, mas escolhemos nossos apegos em vez da nossa liberdade.

## AQUILO QUE NÓS POSSUÍMOS NOS POSSUI

Quando enfrentei um divórcio difícil, eu tinha dois filhos pequenos. Decidi que jamais precisaria de mais ninguém. Inconscientemente, aquela decisão começou a me afetar de um jeito que eu nem percebi. Eu costumava me recusar a pedir ajuda ou a aceitá-la quando me era oferecida. Eu me recusava a sentir cansaço ou descansar, e a ser qualquer coisa que não fosse invencível. Jamais me permitiria ficar tão vulnerável novamente.

Somente décadas depois comecei a perceber que esse apego a essa imagem que eu tinha de mim mesma estava criando um caos em minha vida. Eu estava exaurindo a mim mesma e a todos ao meu redor. E não conseguia parar porque, se eu parasse, poderia me sentir desamparada outra vez. Eu estava me prendendo a uma imagem que, por sua vez, prendia-se a mim e me mantinha presa. A diversão, a espontaneidade e o prazer estavam quase desaparecendo da minha vida. A invencibilidade estava corroendo toda a minha alegria.

Tudo aquilo a que nos apegamos cria um problema de manutenção para nós. Os itens materiais que acumulamos, juntamos e compramos por estarem na promoção, ou que pegamos porque são "grátis", ocupam espaço e exigem nossa atenção. Os boxes e galpões de armazenamento se tornaram uma maneira fácil de nos enganarmos. Os apegos sutis aparecem na forma de nossas imagens e crenças a respeito de nós mesmos, de como nossas vidas deveriam ser e de como os outros deveriam ser. Essas imagens nos prendem e impedem o nosso aprendizado e amadurecimento. O entulho em nosso espaço físico atrapalha nossa capacidade de nos mover fisicamente, e o entulho em nossa mente impossibilita nossa liberdade de nos expandir e de ter espaço para a próxima coisa que a vida nos trouxer.

> *Tudo aquilo a que nos apegamos cria um problema de manutenção para nós.*

Passei um tempo apegada aos burritos de arroz e feijão da nossa cooperativa de produtores locais. Não importava quem estava por trás do balcão — todos me conheciam e sabiam exatamente o que eu queria, sabiam até mesmo que eu pedia recheio a mais. Durante uma visita, o atendente da cooperativa começou a preparar meu burrito e comentou "Você é tão entediante…". Outra vez, quando estava com um enorme desejo de comer o meu burrito, passei na cooperativa na maior expectativa de saboreá-lo, mas a mistura de arroz e feijão dos burritos havia acabado. Fiquei triste e arrasada. Naquele momento, percebi a gravidade do meu apego, pois não quis substituir meu burrito por nenhum outro e preferi deixar meu dia ser arruinado por aquilo.

Aquilo a que eu estava apegada havia se apegado a mim. Os apegos estragam o nosso dia quando não são supridos. Eles nos transformam em pessoas entediantes e nos impedem de enxergar a miríade de novas oportunidades ao nosso redor.

O termo "apego" tem como raiz uma palavra que significa "pegar" (ou segurar). Os apegos são como se estivéssemos nos agarrando à nossa necessidade de que alguém ou alguma coisa continue sendo igual e continue do nosso lado da mesma maneira. Quando nós nos prendemos às nossas necessidades relacionadas aos outros, a sentimentos, papéis, objetivos, prazeres e identidades, somos mais parecidos com ratos em um labirinto do que com seres humanos.

## QUANTAS MALAS VOCÊ TEM CARREGADO?

Recentemente, minha neta e eu fizemos pela primeira vez nosso próprio retiro em que dormimos fora juntas. Por ser uma pessoa organizada e experiente, comecei a perguntá-la o que deveríamos levar. Fiquei frustrada à medida que os dias se passavam e ela não me respondia. Um dia antes de partirmos, falei "Ashly, precisamos nos programar!". "Vovó", disse ela, "esse é o objetivo de dar uma fugida. Facilite as coisas, não leve nada, nem seus planos". Quando conversamos mais, ela me revelou o que ia levar: um livro, uma bola de futebol e um estoque dos seus jantares congelados orgânicos preferidos.

Fiquei impressionada com a simplicidade de sua compreensão do que era um retiro. Comecei a pensar no tempo que eu costumava gastar separando o que levar e me preparando, o que sempre era um fardo para o meu retiro. Animada com a oportunidade, decidi enfrentar o nosso desafio de "não levar nada". Gostaria de dizer que tive sucesso, mas na manhã em que partimos terminamos enchendo o carro na última hora com todo tipo de bagagem.

Entretanto, a semente havia sido plantada em minha mente, e terminei me perguntando o que mais eu estaria deixando de aproveitar por estar planejando, fazendo malas e levando coisas demais. Na verdade, quantas malas cheias de expectativas, tarefas, planos, ressentimentos e momentos não perdoados eu carregava comigo todos os dias? Lembrei que até mesmo as companhias aéreas cobram uma multa quando nossa bagagem passa do peso, mas quantos de nós não saem com malas acima do peso todas as manhãs e se cansam ao longo do dia por esse motivo?

> Quantas malas cheias de expectativas, tarefas, planos, ressentimentos e momentos não perdoados eu carregava comigo todos os dias?

E se acordássemos todos os dias e não carregássemos nada conosco? Será que não é esse o objetivo? E se abríssemos o nosso caminho para o divino, para a liberdade, para a existência?

No entanto, à medida que o dia avança, parece que só fazemos encher mais nossas malas já abarrotadas. Acrescentamos à nossa carga já pesada algumas decepções e talvez um pouco de raiva misturada com frustração. Essa loucura que fazemos com nós mesmos é uma tolice tão grande quanto carregarmos um monte de tijolos o dia inteiro e mesmo assim acrescentar mais e mais coisas.

Leve poucas coisas para a viagem, lembrou-me minha neta. Você deve se despir até se sentir nu e vulnerável, ensinam os iogues. Esse é o convite da não possessividade. Será que topamos esvaziar nossa bagagem?

## MAS NÃO DEVERÍAMOS NOS IMPORTAR?

Desapego não quer dizer que não nos importamos nem que devemos nos afastar dos prazeres e das alegrias da vida e das outras pessoas. Na verdade, o desapego nos liberta para que possamos mergulhar na apreciação da vida e do outro. O objetivo é parar de nos *prendermos* às coisas ou às pessoas, sem deixar de aproveitá-las ou aproveitar o que elas nos trazem de bom. Abrir mão da posse possibilita nosso total envolvimento com quem está diante de nós no momento presente. A vida se torna um banquete, e ficamos livres para nos divertir. Assim como na respiração, somos convidados a inspirar profundamente, desfrutando da inspiração por completo, e depois a soltar o ar da mesma maneira, desfrutando da liberação da expiração.

Quanto menos apegos tivermos, mais seremos livres para desfrutar cada momento, vivendo-o e nos envolvendo ao máximo. Quanto mais ar soltamos, mais espaço há em nosso corpo para a totalidade da próxima inspiração. Quanto mais generosamente damos e compartilhamos, mais vastos e leves nos tornamos. A jornada da vida tem a liberdade como direção. Um pássaro não pode se agarrar ao seu poleiro e voar ao mesmo tempo. Nós também não podemos nos agarrar às coisas e sermos livres.

Praticar a generosidade constantemente e uma confiança inabalável detém nossa ganância e nos mantém abertos aos acontecimentos da vida. Aquilo que quer chegar até nós é maravilhoso. E aquilo a que nos prendemos costuma ser muito limitado. Como o trapezista, será que estamos dispostos a ficar suspensos no ar, confiando totalmente no tempo e num futuro que é maior do que aquele a que estamos nos prendendo?

> Desapego não quer dizer que não nos importamos nem que nos afastamos dos prazeres e das alegrias da vida e das outras pessoas.

> Um pássaro não pode se agarrar ao seu poleiro e voar ao mesmo tempo. Nós também não podemos nos agarrar às coisas e sermos livres.

## QUESTÕES PARA ANÁLISE

Para ter novos *insights* sobre sua vida e a prática da não possessividade, conviva com as questões a seguir, reflita sobre elas e mantenha um diário. Durante esse mês, baseie sua análise no seguinte texto de Swami Jnaneshvara:

> *Amor é o que sobra quando*
> *você se desapega de*
> *tudo que você ama.*

**Semana um:** Nessa semana, preste atenção em sua respiração. Deixe que o mero ato de inspirar e expirar o ensine a completude da respiração na vida, sem a necessidade de se prender a ela. Mantenha um diário com suas observações e experiências.

**Semana dois:** Nessa semana, observe as coisas materiais ao seu redor. Elas fazem você se sentir livre e leve? Ou o prendem, fazendo você se sentir pesado?

(Lembre-se de que aquilo a que você se prende se prende a você.) Sinta a diferença entre prazer e apego.

**Semana três:** Nessa semana, perceba como você impõe suas expectativas a pessoas e coisas, exigindo inconscientemente que elas lhe proporcionem a mesma satisfação e o mesmo conforto de sempre. Como suas expectativas o limitam e o deixam descontente?

**Semana quatro:** Krishna Das afirma que temos um músculo na mente que nós nos esquecemos que existe. Ele o chama de músculo do "desprendimento". Krishna Das diz que terminamos desenvolvendo mais o músculo do "apego" da nossa mente, mas o músculo do "desprendimento" está subdesenvolvido. Ele nos sugere colocar nossa mente em forma usando mais vezes esse músculo, praticando com coisas pequenas para nos prepararmos para quando as coisas mais elevadas chegarem. Nessa semana, perceba como você se prende a experiências, emoções, pensamentos, hábitos e crenças. Depois, exercite seu músculo do "desprendimento" e comece a se desapegar.

**Durante esse mês, pense nas palavras de Swami Jnaneshvara e viva plenamente a experiência da vida, sem o fardo dos apegos ou a necessidade de se apropriar.**

# REVISÃO
## DOS *YAMAS*

Pouco tempo atrás, eu estava viajando com um amigo que acabara de comprar um Prius novo com GPS (sistema de posicionamento global). Desfrutei da aventura de ter um computador conversando comigo e confirmando que eu estava no caminho certo. Ri animadamente quando meu amigo continuou seguindo em frente depois que o computador falou para virarmos à direita. O computador respondeu imediatamente: "Siga em frente e faça o retorno quando possível!".

Os *yamas* são como o nosso GPS particular. Eles nos indicam quando estamos na direção errada e avisam que precisamos "fazer o retorno quando possível". Eles nos mostram quando estamos prejudicando o mundo e nos convidam a dar meia-volta e passar a andar em direção à harmonia.

Os *yamas* não são respostas simples e oportunas; são instruções para que sigamos numa direção específica. Exigem familiaridade e uma prática diária. Como nosso GPS particular, praticar a não violência, a verdade, o não roubar, a moderação e a não possessividade nos faz trocar:

- os danos causados a nós mesmos e aos outros pela bondade e pela compaixão pelo nosso eu e pelo próximo;
- mentiras e meias-verdades pela expressão da nossa singularidade e de nossa autenticidade;
- o roubo pelo desenvolvimento de novas habilidades e aptidões;
- a ganância pela contemplação e pelo prazer sem excessos;
- o apego pela intimidade sem possessividade.

Os *yamas* abordam o fato de que somos criaturas sociais vivas num planeta cheio de outras formas de vida, em que precisamos aprender a conviver e compartilhar os bens. Os *yamas* ou restrições nos convidam a desenvolver um relacionamento adulto com o mundo para conseguirmos enxergar além de nossas necessidades para considerar o bem coletivo. Assim, podemos pensar neles como disciplinas sociais que nos orientam em direção à harmonia, à paz e a um relacionamento correto com o mundo. Os *yamas* nos afastam da necessidade excessiva do que é externo e nos guiam rumo à expressão única de nossa vida. É assim que sentimos o entusiasmo e a alegria de viver.

Agora que vamos passar para as disciplinas dos *niyamas*, desviaremos nossa atenção da nossa relação adulta com o mundo para a nossa relação adulta com nós mesmos, e de um foco social para um foco interno.

| | |
|---|---|
| Não violência | Trocamos os danos causados a nós mesmos e aos outros pela bondade e pela compaixão por nosso eu e pelo próximo. |
| Verdade | Trocamos mentiras e meias-verdades pela expressão da nossa singularidade e de nossa autenticidade. |
| Não roubar | Trocamos o roubo pelo desenvolvimento de novas habilidades e aptidões. |
| Moderação | Trocamos a ganância pela contemplação e pelo prazer sem excessos. |
| Não possessividade | Trocamos o apego pela intimidade sem possessividade. |

# SAUCHA

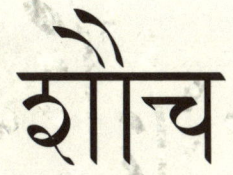

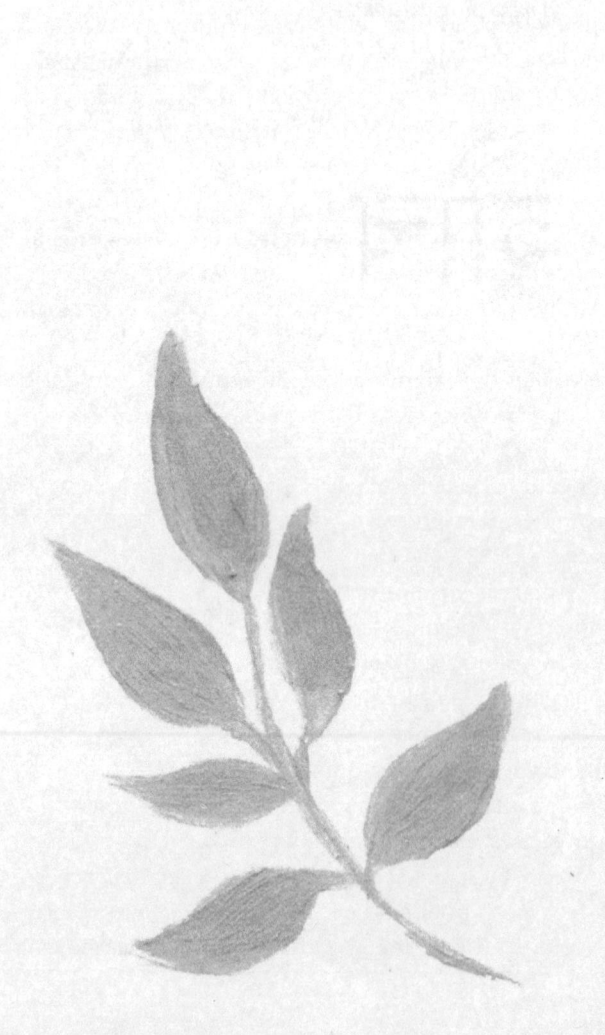

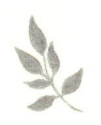

# *SAUCHA*:
# PUREZA

Em *O evangelho maltrapilho*, Brennan Manning conta a história de um momento tenso numa sala de recuperação. Uma jovem paciente está deitada em seu leito. Ao seu lado, o cirurgião que acabou de remover um tumor do rosto dela. O marido, também na sala, está em pé ali perto. A paciente se olha num espelho de mão pela primeira vez após a cirurgia. Ao ver o canto da boca virado para baixo, ela pergunta ao cirurgião se sua boca vai ficar torta para sempre. O cirurgião responde formalmente que sim e comenta que teve de cortar um nervo para remover o tumor. Nesse momento crucial, em que o silêncio envolve a jovem que duvida de sua futura atração física, o marido entra em ação. Ele se aproxima da esposa e diz que ela até fica meio charmosa com o canto da boca virado para baixo. Depois, ele a olha de um jeito afetuoso, mexe a própria boca para que fique igual à dela e a beija.

A joia *saucha*, ou pureza, tem dois significados. Em primeiro lugar, *saucha* é um convite para purificarmos nosso corpo, nossos pensamentos e nossas palavras. Quando nos purificamos física e mentalmente, nos tornamos menos entulhados e pesados; a purificação traz clareza e nitidez para a nossa essência. Em segundo lugar, esse princípio tem uma característica relacional. Na história acima, ninguém tinha como saber antes do tempo qual seria o resultado da cirurgia. No entanto, naquele momento, quando a esposa pôs em dúvida sua atração física, o marido ficou ao lado dela com pureza e, com essa pureza, apoiou o eu dela e a beleza do relacionamento dos dois.

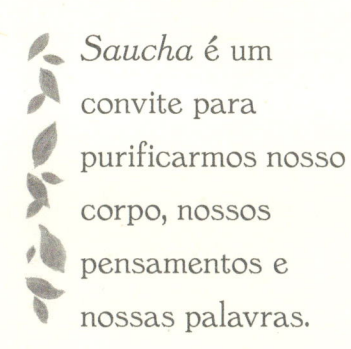

*Saucha* é um convite para purificarmos nosso corpo, nossos pensamentos e nossas palavras.

Essas duas práticas da pureza estão relacionadas uma a outra. Quando nos purificamos em relação ao peso e ao acúmulo de toxinas, distrações e dispersões, ganhamos clareza para poder lidar com cada momento com integridade e vivacidade. Nós nos tornamos mais puros em nossa relação com cada momento.

# PUREZA COMO UM PROCESSO DE LIMPEZA

Os iogues utilizam muitas práticas para purificar o corpo. Algumas delas nos causam uma reação do tipo "nunca vou fazer isso na vida". (Como inserir um fio pelas narinas e tirá-lo pela boca, ou fazer um cordão de algodão de trinta metros percorrer o sistema digestivo, só para dar alguns exemplos.) Outros processos de purificação podem nos parecer mais fáceis de fazer ou pelo menos tentar, como o uso de um lota.[6] As práticas de respiração e de posturas são um meio de purificar o corpo, assim como meditar e seguir um sistema ético como os *yamas* e *niyamas*. Podemos falar o que quisermos sobre essas práticas, mas uma coisa é clara: para os iogues, a purificação é uma prioridade. Por que ela tem tanta importância?

Dentro de nós, temos uma energia que se encontra em boa parte dormente — é a energia da consciência ou do despertar. Em alguns momentos, todos nós sentimos o movimento dessa energia. Quando lágrimas se acumulam silenciosamente em nossos olhos em virtude de um amor avassalador, quando a beleza nos invade e nos deixa maravilhados, quando o contentamento e o bem-estar transbordam dos nossos poros, quando a força vital vibra em nós como se fosse eletricidade, nos tornando jovens e viçosos, quando uma sabedoria profunda ilumina nossa falta de conhecimento, quando a consciência se revela para nós como se fosse um filme colorido. São pequenas amostras do que acontece quando a energia dentro de nós é despertada.

Praticar o princípio da pureza é nos envolver em processos de limpeza física e mental que nos preparam para termos esses tipos de experiência o tempo inteiro. A limpeza fortalece o corpo e protege a mente, preparando-nos para o despertar da energia dentro de nós. A limpeza nos prepara para a grandeza do nosso espírito e nos torna mais leves para que possamos vivenciar mais o mistério divino.

> Os passos para nos limpar e purificar são diferentes para cada um de nós.

Os passos para nos limpar e purificar são diferentes para cada um de nós. A limpeza não precisa ser extrema nem sobrenatural para funcionar. Pode ser simplesmente um aumento na quantidade de exercícios físicos, ou mais ingestão de água, um dia de jejum com frutas e sucos, ou talvez um dia esvaziando seus armários. Quem sabe nossa escolha seja passar um dia purificando nossa língua, sem falarmos nada prejudicial ou falacioso durante o dia. Qualquer que seja a forma de purificação, ela sempre começa com a intenção de tornar mais leve o fardo que carregamos.

---

6. Lota é um recipiente usado para fazer a limpeza das narinas com água salgada. (N.A.)

Quais são esses fardos para você? Talvez seu corpo esteja carregando toxinas venenosas causadas pela sua má alimentação. Talvez sua mente esteja carregando o peso da vitimização ou de não perdoar. Talvez sua casa e sua área de trabalho estejam cheias de entulho e lixo. Todos esses fardos atormentam seu corpo, sua mente e seu espírito. Eles são reais e pesados. O princípio da pureza nos convida a ter tranquilidade para fazer o necessário a fim de nos livrarmos desse peso, onde quer que ele esteja em nossa vida. Limpe seu corpo, limpe sua mente, limpe sua casa e seu ambiente de trabalho.

Eu acredito piamente no poder da confissão e do perdão. Percebi que algumas das coisas que ainda carrego em consequência das ações passadas precisam ser confessadas, às vezes, para um amigo de confiança ou para uma folha de papel que depois é queimada. Para mim, essa é uma prática de purificação necessária em relação aos meus erros passados de julgamento e egoísmo. Seja qual for a maneira como nos prendemos a nossas feridas do passado, nós nos machucamos e nos impedimos de ter uma relação pura com nossa vida atual. O perdão do eu e do outro é o presente mais generoso que podemos nos dar.

Alguns anos atrás, quando fiz minha formação em Kundalini Yoga sob a orientação de Yogi Bhajan, tive a oportunidade de conversar com ele sozinha e perguntar o que eu quisesse. Naquela época, ele havia me dado o nome espiritual *Amrit Dev*, que significa o doce néctar e a sabedoria do mestre que há dentro de você. A pergunta que decidi fazer foi: como viver plenamente o meu nome espiritual? Ele começou a gargalhar de um modo extravagante e, com um brilho nos olhos e um forte sotaque indiano, respondeu: "Seu cocô deve ter cheiro de néctar, e seu xixi deve ter cheiro de néctar.". Ele continuou rindo alto, e assim terminou meu encontro com ele.

Precisei apanhar meu queixo que havia caído no chão antes de começar a pensar no que ele dissera. Hoje entendo que ele estava se referindo diretamente à ideia de pureza. Dizendo que eu deveria tentar viver de maneira que tudo que entrasse em mim e saísse de mim fosse puro.

A explicação de Yogi Bhajan sobre o meu nome me ajudou a entender a diferença entre purificação e limpeza. Como voltei recentemente da Índia, estou tentando distingui-las mais uma vez. Passei quase duas semanas em um *ashram* realizando práticas de purificação, mas quando cheguei em casa demorei duas horas para ficar "limpa como uma americana".

> Qualquer que seja a forma de purificação, ela sempre tem início com a intenção de tornar mais leve o fardo que carregamos.

Neste país, a limpeza é quase uma obsessão, mas prestamos pouca atenção na pureza. A limpeza é o processo de esfregar nosso exterior; ela muda nossa aparência externa. A purificação age em nosso interior e muda nossa essência. Muito embora a limpeza seja necessária, o *saucha* nos convida para a jornada interna da purificação, e não para a aparência externa de limpeza.

## PUREZA RELACIONAL

A *saucha* tem uma característica que nos convida a buscar pureza não apenas em nós mesmos, mas também em cada momento quando permitimos que ele seja o que é. Esse princípio requer que aceitemos a vida, os outros, as coisas, o dia, o trabalho e o clima da maneira como são, e não como queríamos que fossem, como achamos que deveriam ser ou como esperávamos que fossem. Descumprimos essa orientação quando tentamos mudar, julgar, criticar, alterar, controlar, manipular, fingir, ficar decepcionados ou ir embora. Pureza não é tentar fazer com que uma coisa seja diferente do que é, mas sim ter uma relação pura com ela da maneira como ela é no momento presente.

A diferença entre estar de forma pura *com* alguma coisa e tentar *tornar* algo puro é sutil e complexa. É fácil sermos arrogantes achando que estamos melhorando o momento, ou que o momento não merece nossa atenção, ou talvez que ele nos deve alguma coisa. Quando nossos pensamentos e nossas ações têm essa presunção, maculamos a pureza do momento. Não devemos levar a nossa ideia de pureza para o momento — devemos simplesmente viver o momento do modo como ele se apresenta.

Para estarmos de forma pura com algo, precisamos fazer muitas subtrações. Temos de subtrair todas as nossas ilusões e expectativas e nossos ideais relacionados a como as coisas deveriam ser e como queremos que elas sejam. Temos de abandonar até mesmo nossa imagem de pureza para começar a viver no oásis dessa joia. Quando estamos presos no trânsito, decepcionados com uma refeição, tropeçando no meio da bagunça da nossa casa ou lidando com um parente mal-humorado, somos convidados a simplesmente permanecer nesses momentos de uma maneira pura, sem julgá-los como momentos impuros.

> A diferença entre estar de forma pura com alguma coisa e tentar tornar algo puro é sutil e complexa.

Minha cunhada voltou recentemente de uma visita ao seu neto de 2 anos. Ela estava animada e revigorada depois da experiência e só conseguia falar que agora tudo lhe parecia novo porque, durante uma semana, tinha enxergado com os olhos curiosos e encantados de uma criança. Ela havia adquirido o que os budistas chamam de "mente de principiante". Nem um pouco indiferente, ela fora tomada por uma curiosidade infantil que a deixara mais aberta, brincalhona e capaz de ser surpreendida. Ela retomara a capacidade infantil de enxergar as coisas como elas são, como se fosse a primeira vez. Quando ela parou de impor sua indiferença às coisas, elas começaram a se revelar de formas novas e maravilhosas. Ela agora permanecia no momento presente de uma maneira pura.

Talvez o lugar mais difícil de praticar a pureza seja em nós mesmos. Seja sincero: quantas expectativas e ilusões você se impõe? Fico surpresa quando leio diários antigos e me deparo com todas as coisas que eu queria fazer para me aprimorar. Quando escuto os outros falando, sei que não sou a única que espera se tornar uma versão perfeita de si mesma. Em vez de nos planejarmos, e se praticássemos nos "desplanejar"? Em vez de tentarmos nos tornar alguém amável, e se nos amássemos intensamente da maneira como somos? Em vez de nos administrarmos, e se afrouxássemos as rédeas? Todos nós temos de responder à seguinte pergunta: você consegue ser puro consigo mesmo a cada momento? Ou, nas palavras de Anthony de Mello, você consegue se permitir ficar em paz?

Sermos puros com nós mesmos significa não temer nossos pensamentos ou sentimentos e não precisar esconder nada de nós mesmos. Matthew Sanford, ao falar da experiência de um acidente que o deixou paralisado da cintura para baixo, declarou: "Não tenho medo da minha tristeza. Minha tristeza é um presente incrível que me permite ficar com pessoas que estão sofrendo sem tentar consertá-las.". Matthew nos incentiva a convivermos com todas as partes de nós mesmos, com simplicidade e sem medo.

> Sermos puros
> com nós mesmos
> significa não temer
> nossos pensamentos
> ou sentimentos
> e não precisar
> esconder nada de
> nós mesmos.

Sermos puros com todas as partes de nós mesmos aumenta nossa capacidade de permanecer com o sofrimento, a intimidade, a alegria, o tédio, a dor e a ansiedade que existem em nós. Passamos a nos sentir seguros com nós mesmos e nos tornarmos um lugar seguro para os outros. Nós nos tornamos alguém que é capaz de conviver com outra pessoa sem o desejo de tentar consertá-la.

## JUNTANDO AS PARTES ESPALHADAS DE NÓS MESMOS

Além de a pureza nos pedir para subtrairmos as ilusões que impomos ao momento presente, também nos convida a nos recompormos para que todo o nosso eu se sinta presente. O que isso significa? Yogiraj Achala usa a frase "ser inteiro". Alice Christensen diz que devemos ser "não fragmentados". Qualquer que seja o termo usado, a pureza requer que todo o nosso eu esteja presente num determinado local e num determinado momento. Isso significa que nossa mente e nosso coração estão unificados, que nossos pensamentos, nossas ações e nossa fala se harmonizam entre si, e que estamos presentes no momento.

Uma das minhas amigas me contou de um incidente com seu filho de 3 anos. Era um dia particularmente movimentado, e ela estava cuidando de muitas coisas diferentes. Ela estava muito ocupada, e o filho tentava chamar sua atenção. Frustrado, ele segurou o rosto dela com as mãos e disse "Você não está me reconhecendo!". Como esse garotinho alertou a mãe, cada momento, cada pessoa e cada acontecimento pedem o nosso reconhecimento com a nossa verdadeira presença.

> Como não
> paramos para
> nos sintonizarmos
> com nós mesmos,
> vivemos com o que
> sobrou de onde
> estivemos ou nos
> preparando para o
> lugar aonde vamos.

Assim como minha amiga da história acima, costumamos entrar em experiências com pensamentos dispersos e saímos delas com eles mais dispersos ainda. Vivemos com o que sobrou de onde estivemos ou nos preparando para o lugar aonde vamos. Como não paramos para nos sintonizarmos com nós mesmos, estamos em todos os lugares, menos no momento presente. Perdemos a plenitude da vida vivida com a abundância do que está bem diante de nós. Em vez de entrarmos relaxados e abertos no momento presente, chegamos agitados e atrasados porque tentamos fazer alguma última coisa antes de sair de casa. E costumamos sair de casa atrapalhados e exauridos, já correndo mentalmente para a próxima coisa em vez de inspirar para finalizar bem cada momento.

A prática da pureza nos pede para desacelerar e fazer uma coisa de cada vez. A pureza requer uma lentidão constante e uma integridade que são necessárias para que possamos dar toda a nossa atenção a uma coisa de cada vez. Quando desaceleramos e passamos a dar a cada coisa nossa total atenção, percebemos que ficamos integrados ao momento de um modo mais puro. Ter pressa, fazer diversas tarefas ao mesmo tempo e se manter ocupado — símbolos de sucesso em nossa cultura — destroem a pureza.

Já tive a experiência de acordar para rezar e meditar e acabei percebendo que, após uma frase da minha oração, eu já havia planejado quase todo o meu dia seguinte. Também tive a experiência de olhar carinhosamente nos olhos da minha neta quando ela estava prestes a falar e perceber um momento depois que ela já havia falado e eu não escutara uma palavra do que ela disse. Nos dois casos, o momento aconteceu e eu não estava presente.

A pureza requer toda a nossa atenção no momento para que possamos partir para a próxima coisa com total consciência e energia. Krishnamurti escreve sobre a liberdade que esse tipo de envolvimento traz. Ele diz "Entro totalmente em cada experiência, e também saio totalmente de cada uma; coloco todo o meu eu em tudo o que faço e... depois o extraio de tudo o que faço.". A pureza nos convida a ter um contato completo e verdadeiro com o momento para que não haja perdas nem remorsos. Não deve haver nenhum resíduo.

Alguns anos atrás, estudei o *Pai Nosso* no original em aramaico com Neil Douglas-Klotz. A frase que é interpretada em inglês como "(...) e perdoai as nossas dívidas, assim como perdoamos os nossos devedores (...)", quando dita em aramaico, parece que está sendo expelida, como se a própria frase fosse um desprendimento. Douglas-Klotz interpretou esse expelir das palavras como se fosse o ato literal de esquecer o que você sabe a respeito do outro.[7] É como se você recomeçasse do zero ao encontrar uma pessoa, sem se lembrar dos segredos que ela possa ter lhe contado. Há uma esperança oculta de que, toda vez que a encontrar, você consiga enxergá-la e se relacionar com ela de uma maneira pura. Costumo me lembrar dessa frase e perceber que os segredos que sei dos outros não passam de um entulho que me impede de praticar a pureza. E continuo rezando, pedindo para esquecer.

A prática do *saucha*, ou pureza, de limpar a nós mesmos e resgatar a capacidade de estar presente em cada momento, tem uma certa visceralidade. Quando começamos a nos livrar do peso dos resíduos e do entulho, passamos a nos sentir mais leves, espaçosos e expansivos. Nosso corpo fica mais vivo; nossa mente, mais clara; e nosso coração, mais compassivo.

> A pureza nos convida a ter um contato completo e sincero com o momento para que não haja perdas nem remorsos.

## QUESTÕES PARA ANÁLISE

Para ter novos *insights* sobre sua vida e a prática da pureza, conviva com as questões a seguir, reflita sobre elas e mantenha um diário. Durante esse mês, baseie sua análise no seguinte texto de Krishnamurti:

> *Entro totalmente em cada experiência,*
> *e também saio totalmente de cada uma;*
> *coloco todo o meu eu em tudo o que faço*
> *e... depois o extraio de tudo o que faço.*

---

7. Uma tradução literal do aramaico é "(...) afrouxai as cordas dos erros que nos prendem, assim como soltamos as cordas que prendemos à culpa dos outros (...)". Observe também que, muito embora o Novo Testamento da Bíblia tenha sido escrito em grego, a língua do povo da época era o aramaico. Jesus teria falado as palavras do *Pai Nosso* e as ensinado às pessoas em aramaico. O aramaico se tornou uma língua "morta" nos séculos posteriores, à medida que os muçulmanos controlaram a região e o árabe passou a ser a língua dominante. (N.A.)

**Semana um:** Nessa semana, perceba onde seu corpo está mais lento. Comece a se purificar com dieta e exercícios (e cuidando do espaço ao seu redor, caso ele o deixe mais confuso). Perceba que a lerdeza diminui à medida que você se purifica. Observe a diferença entre o processo externo de limpeza e o processo interno de purificação.

**Semana dois:** Nessa semana, comece a purificar seus pensamentos e sua fala. Use amigos, rituais, perdão, diários, etc., para se livrar de pensamentos tóxicos, apáticos e negativos. Substitua-os por amor e gratidão.

**Semana três:** Nessa semana, viva com pureza seu próprio eu. Nas palavras de Anthony de Mello, permita-se ficar em paz. Mantenha um diário sobre sua experiência e sobre o que ela desperta em você.

**Semana quatro:** Nessa semana, separe uma hora sem incômodos em que você possa passar todos os minutos comendo uma laranja. Dê a essa laranja e ao prazer de comê-la sua total atenção durante uma hora inteira. No resto da semana, desacelere e viva com pureza cada momento da maneira como ele se apresentar. Mantenha um diário dessa sua experiência.

**Durante esse mês, pense nas palavras de Krishnamurti e viva com pureza cada momento da maneira como ele é.**

# SANTOSHA

*Esteja no centro*
*e sinta cada instante*
*com serenidade.*
— C. L.

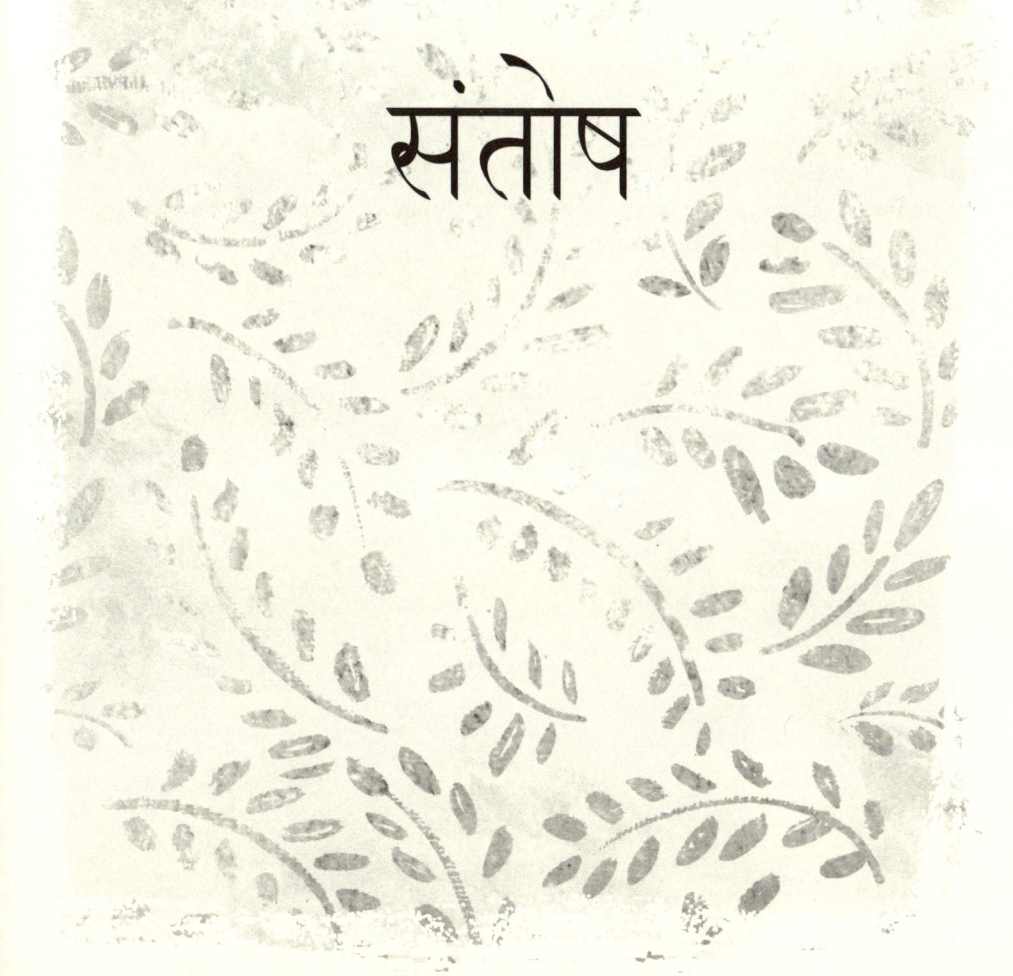

संतोष

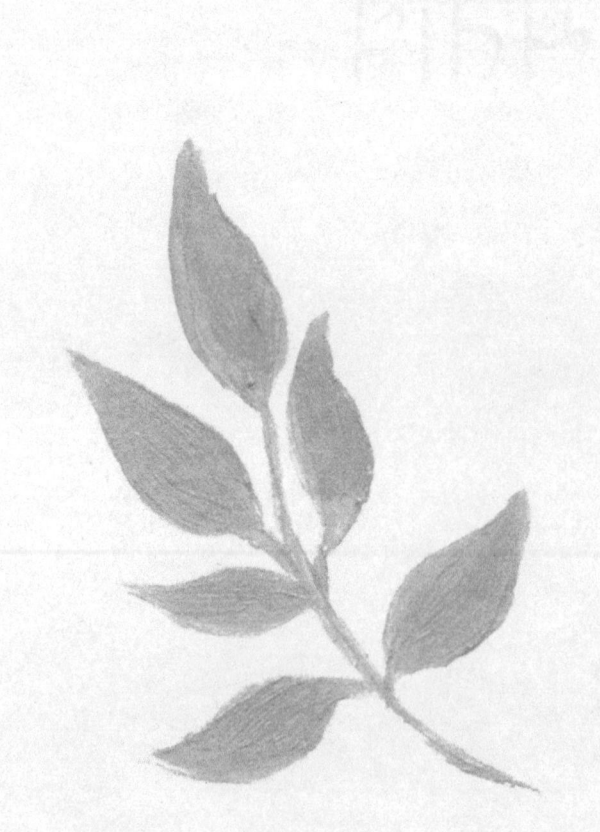

# *SANTOSHA*:
# CONTENTAMENTO

Meu marido e eu temos em DVD as três temporadas da série de tevê *Kung Fu*. Gostamos de ver os episódios e fingir que, assim como Caine, somos os mestres da vida; que, independentemente do que acontecer, somos capazes de manter a calma e saber exatamente o que fazer.

Para aqueles que não conhecem a série, Caine, um jovem órfão, entrou para um monastério chinês onde treinou artes marciais e o caminho do Tao. Ele se tornou mestre por mérito próprio e fez sua iniciação para entrar numa seita do sacerdócio budista. Após um incidente em que foi culpado pela morte do sobrinho preferido do imperador, Caine fugiu para a América como um homem procurado.

É na América que vemos Caine ir de cidade em cidade, vivendo com domínio completo da própria vida. Os caçadores de recompensas não param de procurá-lo, mas ele não sente medo; na verdade, ele lida com cada momento com curiosidade e total presença. Ele não tem nada, mas nada lhe falta; em vez disso, ele lida com o momento presente com satisfação, conseguindo ver beleza e abundância em tudo. Caine sente um contentamento em situações em que a maioria das pessoas sentiria solidão e privação. E, com seu contentamento, ele consegue, com habilidade, convidar os outros a observar mais profundamente a própria capacidade de ter determinação e um coração tranquilo.

Compare essa imagem do contentamento com uma história delicada que minha amiga me contou sobre sua infância. Ela lembra que, quando tinha 6 anos, um dia, parou em uma varanda, olhou para o nada e pensou "em algum lugar, as pessoas estão se divertindo muito mais do que eu". Talvez você, assim como eu, perceba a inocência do anseio de uma menina. No entanto, à medida que

> A joia do *santosha* nos convida a ter contentamento por meio do refúgio em um centro de calma, abrindo nosso coração com gratidão pelo que temos e praticando o paradoxo do "não buscar".

os anos passam, é esse anseio contínuo que mantém o contentamento fora do nosso alcance.

Os publicitários amplificam esse nosso anseio para que o desejo de ter o que não temos se torne uma praga contagiosa. Em vez de sentirmos contentamento, nós nos preparamos para a próxima coisa, sendo guiados pelas nossas preferências em relação aos nossos gostos e às nossas aversões, e sendo levados por ondas de perturbações irritantes. A joia do *santosha* nos convida a ter contentamento por meio do refúgio em um centro de calma, abrindo nosso coração com gratidão pelo que temos e praticando o paradoxo do "não buscar".

## SEMPRE SE PREPARANDO

Há um provérbio chinês que diz que "as pessoas no Ocidente estão sempre se preparando para viver". Há uma verdade notável nessas palavras. Quando somos crianças, não vemos a hora de crescer. Quando crescemos, não vemos a hora de sair de casa. Depois, não vemos a hora de terminar a faculdade e arranjar um emprego, e depois não vemos a hora de tirar férias e, por fim, não vemos a hora de nos aposentar. Como diz o provérbio chinês, nós nunca vivemos de verdade, estamos apenas nos preparando.

Além de nos prepararmos para o próximo evento, costumamos olhar para a vida dos outros e ver o que está faltando na nossa. Vemos o que há por fora do muro e enxergamos o que não temos, em vez de vermos o que há dentro do muro e valorizar o que temos. Quando olhamos o que está por fora do muro, pensamos no que nos falta. Um amigo me contou que uma de suas irmãs sentia inveja dele na época em que ele organizava viagens de aventura em meio à natureza. Certa vez, ela decidiu participar de uma delas. Num dia particularmente difícil, ela sentou-se arrasada na praia. O vento frio soprava ao seu redor, e ela não estava se sentindo muito bem por causa do ciclo menstrual. Ela olhou para o meu amigo e disse calmamente: "Não o invejo mais!".

Quando esperamos que o mundo satisfaça as nossas necessidades, buscamos sustento e plenitude fora de nós mesmos. Esperamos que nossos parceiros nos completem, que nossos empregos nos realizem e que nosso sucesso resolva todos os nossos problemas. E, quando isso não acontece, continuamos entrando no jogo do "e se...", procurando alguma coisa a mais. Ou entramos no jogo do planejamento e do arrependimento. Deixamos nosso contentamento ser administrado por todas essas variáveis incontroláveis. Enquanto acharmos que a satisfação vem de uma fonte externa, jamais ficaremos contentes. Buscar a realização no exterior sempre nos decepciona e afasta o contentamento do nosso alcance.

# PRAZER E FUGA

Passamos muito tempo da nossa vida nos movendo em direção ao que gostamos, quer sejam alimentos, roupas, cores, músicas, nossa autoimagem, conversas, *hobbies*, amigos, atividades ou crenças. Enxergamos nossas preferências em todas essas áreas como aquilo que nos dá prazer, e buscamos a permanência desse prazer como se fosse uma questão de vida ou morte. Da mesma forma, nos afastamos daquilo de que não gostamos. Tudo que coloca o nosso prazer em risco é considerado repulsivo e deve ser evitado.

Achamos que somos livres, mas na verdade gastamos uma parte imensa da nossa energia nos esquivando e manipulando os outros para que nossos dias sejam repletos daquilo de que gostamos e isentos daquilo de que não gostamos. Já senti esse ato de manipular a vida como a sensação física de "agarrar" alguma coisa. Quando estou perto de algo que me dá prazer, é quase como se alguma coisa em mim fosse agarrada pelo desejo de sentir aquele prazer. Essa mesma sensação acontece quando acho que vou deixar de sentir aquele prazer. Da mesma forma, quando estou me sentindo entediada ou inquieta durante uma reunião, sinto meu corpo tenso como se eu estivesse tentando me proteger contra aquela experiência desagradável.

Na verdade, os iogues nos dizem que as coisas são neutras. Somos nós que as rotulamos e as consideramos atraentes ou repulsivas. Quando eu era criança, alguém me obrigou a sentar à mesa da cozinha e terminar de comer o meu prato de abóbora. Passei algumas horas de sofrimento até completar a tarefa, e depois daquilo jurei que odiaria abóbora pelo resto da vida. Durante décadas, continuei com minha campanha de ódio contra a abóbora. Foi só mais recentemente que olhei uma abóbora no mercado com mais curiosidade do que ódio. Corajosamente, comprei-a, levei-a para casa, cozinhei-a e comi. Para a minha surpresa, adorei o sabor! A questão é que a abóbora era neutra. Foi a minha longa história de atribuir um significado à abóbora que fez dela algo repulsivo ou prazeroso, conforme o momento.

> Buscar a realização no exterior sempre nos decepciona e mantém o contentamento fora do nosso alcance.

Seng Ts'an afirmou com pertinência: "o caminho não é difícil para aqueles que não estão apegados a suas preferências". Se você quer começar a sentir a verdade que há nessa frase, tente passar alguns dias fazendo aquilo de que você não gosta e sem fazer aquilo de que gosta. Veja o quanto você é apegado às suas preferências. É nossa necessidade de satisfazê-las que nos mantém longe do contentamento e dificulta nossos dias. Quando buscamos e nos esquivamos (tensionando e apertando), passamos a gastar uma boa parte da nossa energia.

Oscar Wilde afirmou que existem dois tipos de infelicidade no mundo. O primeiro é *não conseguir* o que você quer; o segundo é *conseguir* o que você quer. Talvez ele soubesse que satisfazer aos nossos gostos e evitar nossas aversões só nos mantêm em uma montanha-russa em que continuamos precisando atender às nossas vontades e evitar nossas aversões. A verdadeira liberdade e o contentamento começam a nos encontrar quando conseguimos enxergar as coisas como elas são, neutras, sem gastar tanta energia manipulando-as de acordo com nossas preferências. Assim, me lembro da sabedoria de um senhor de 116 anos que, quando lhe perguntaram qual era o segredo de sua longevidade, respondeu: "Quando chove, eu deixo que chova…".

> Quando buscamos e evitamos, gastamos uma boa parte da nossa energia.

## SOMOS RESPONSÁVEIS POR NOSSOS DISTÚRBIOS

Além de sermos levados pelas ondas dos gostos e das aversões, isso também acontece com as ondas de distúrbios emocionais. Pense em quantas vezes você se sente chateado, magoado, excluído, desvalorizado, explorado, etc. É fácil entregarmos o poder sobre o nosso estado emocional a alguma coisa ou pessoa fora de nós mesmos. Quando atrelamos o nosso bem-estar emocional ao que os outros dizem ou não, ou à maneira como o dia está se desenrolando, ficamos à mercê de coisas que estão fora do nosso controle. Deixamos nosso contentamento ser determinado por aquilo que os outros dizem e fazem. Nós mesmos nos transformamos em pessoas impotentes.

> Quando entregamos o poder sobre o nosso estado emocional a alguma coisa ou pessoa fora de nós mesmos, nos transformamos em pessoas impotentes.

Carlos Castaneda afirmou: "Pense no seguinte, nós nos enfraquecemos quando nos ofendemos com as boas ou más ações dos nossos semelhantes. Nossa arrogância faz com que passemos a maior parte de nossa vida achando que fomos ofendidos por alguém.". Quer nossa reação a essa percepção de ofensa seja uma explosão verbal, o silêncio, um afastamento, a confissão a alguma outra pessoa ou guardar a ofensa para seis meses depois, quando ninguém se lembra mais daquilo, o distúrbio emocional é um uso inadequado e ineficaz da nossa energia. É uma postura de impotência que garante que o contentamento está fora do nosso alcance.

Na minha experiência como consultora de empresas ou como instrutora em casos pessoais, e também em minha vida familiar, fica evidente que um distúrbio emocional tem grandes consequências. O serviço prestado ao cliente é prejudicado, pode haver desleixo nos trabalhos em grupo e há sofrimento e mal-entendidos dentro da família, além dos efeitos em nossa saúde e em nosso bem-estar. Quando nos prendemos aos nossos distúrbios, nossa visão fica limitada e regredimos para o nível de inteligência do distúrbio emocional. Quando não estamos presos a eles, temos uma visão panorâmica, enxergamos de todos os ângulos e conseguimos ver com clareza qual é a direção criativa em que todos podem sair ganhando.

Como se os acontecimentos externos não fossem o suficiente para nos prender a um distúrbio emocional, quando as coisas estão calmas, tendemos a reiterar mentalmente algumas histórias que podem nos chatear. Não importa se é algo que alguém fez conosco dez anos atrás ou ontem — a mente tem a incrível capacidade de reviver esse incômodo repetidas vezes, fazendo com que fiquemos cada vez mais descontentes.

Há um provérbio japonês que diz "não é o barulho que perturba você, é você que perturba o barulho". Admito que, como amo o silêncio, precisei pensar nessa frase por muito tempo para compreendê-la. Sempre achei que ruídos altos perturbavam minha natureza calma e tranquila. Esse provérbio me ensinou de maneira brilhante que a realidade é que, quando fico incomodada com o barulho, sou eu que perturbo o fluxo da vida, não o barulho! Não há escapatória: nossos distúrbios emocionais sempre se originam em nós mesmos. Somos nós que bloqueamos nosso próprio contentamento.

Assim como os distúrbios emocionais que nos prendem facilmente, o deslumbramento e as promessas do mundo externo também exigem nossa atenção. Percebi melhor a influência da tecnologia quando voltei de um mês de férias em meio à natureza. Enquanto sentia que estava saindo lentamente do contentamento para a vibração cativante do estímulo, escrevi o seguinte:

> Um aparelho tocando. Era isso. Durante meu mês de férias, não escutei nada tocar. Nenhuma campainha tocando para anunciar que alguém queria me ver. Nenhum telefone tocando e criando um dueto com o toque do meu celular, às vezes gerando um trio de sons quando meu computador soava para indicar que pelo menos um novo e-mail havia chegado, criando um total de pelo menos três pessoas que tentavam falar comigo ao mesmo tempo. Antes, eu não escutava o meu alarme tocando, dizendo que era hora de começar o dia ou despertar da sesta. Agora que estou em casa, sou uma testemunha da cacofonia dos toques. Diferentemente dos sons da natureza, onde eu ficava sentada em puro êxtase, sendo cada vez mais atraída para o meu interior em contemplação, esses toques são capatazes impacientes que me tiram do meu estado atual e requerem uma resposta imediata. Perceba minha presença agora. Responda agora. Me dê atenção agora. O que quer que eu estivesse fazendo tranquilamente já foi esquecido, e minha

atenção agora se voltou para o "toque". E percebo que minha reação varia entre a irritação total e o entusiasmo, como se fosse um presente de Natal que não sei o que é. Quem está ao telefone? Quem acabou de me mandar um e-mail? O que essa pessoa quer comigo? O estímulo e os pedidos são constantes, e começo a me perguntar "Quem é que está no controle aqui?". Se não tomo cuidado, acabo me tornando um ioiô enquanto atendo aos diversos aparelhos tocando. Uma escrava disposta a largar o que quer que esteja fazendo para responder ao toque. Estou sendo treinada para necessitar de estímulos e deixar um toque me afastar do meu contentamento. Estou me transformando em um dos cães de Pavlov.

## GRATIDÃO

Não é fácil sentir contentamento em meio a essa cultura. Então, como conseguir se sentir animado(a) e permanecer assim? Às vezes, eu me afasto do meu contentamento com tanta rapidez que fico surpresa. Certa manhã, fiquei me observando e percebi mais uma vez que preciso da gratidão como uma ferramenta para me manter centrada no contentamento. Eu estava visitando uma amiga e de repente fui tomada pela beleza e pelo local da casa dela. O descontentamento começou a se manifestar. Fazia tempo que eu não seguia aquele caminho, mas no momento em que estava nele fiquei observando admirada com a rapidez com a qual o terreno se tornou cada vez mais íngreme, até eu começar a descer a ladeira a toda velocidade e chegar à terra do descontentamento. Não havia nada de certo na minha vida nem comigo.

Minha manhã havia começado com uma meditação e uma agradável visita à bela casa da minha amiga. Como fui parar naquele lugar, magoada e insatisfeita com toda a minha vida? E como cheguei a ele com tanta rapidez? Um breve momento, uma pontada de inveja da casa de outra pessoa, e em menos de uma hora eu já havia me esquecido de que tenho uma bela casa, uma vida abundante, um corpo saudável, uma família amorosa e paixão pela vida. Eu tinha me enclausurado dentro daquilo que faltava.

Comecei a pensar nisso até descobrir um segredo. De alguma maneira, o sentimento de gratidão havia fugido da minha vida, deixando-me vulnerável às manifestações do descontentamento. Eu tinha invertido a fórmula em minha cabeça. Em vez de me sentir grata pelo que eu tinha e ficar feliz pela minha amiga, eu havia saído da gratidão e entrado na inveja.

Descobri o segredo da gratidão muitos anos atrás, quando a minha vida me levou da minha cidade natal, Kansas City, para uma cidade de cem pessoas no nordeste de Montana. Eu não conhecia o yoga naquela época nem tinha desenvolvido muito o sentimento de gratidão em meu coração. Aquela mudança foi dura para quem gostava de cidade grande. No meio do desespero, uma mistura de criatividade e diversão se apresentou para mim na forma de um desafio. Uma voz me disse: "Vamos fazer o jogo do agradecimento!". Eu não fazia a mínima ideia do que era aquilo, mas comecei a procurar pistas, lacunas e buscar pausas em que eu pudesse, de algum modo sincero, agradecer à vida. O que descobri virou meu mundo do avesso. Logo depois, passei a sentir mais leveza, e aos poucos tudo começou a me fazer sorrir e sentir gratidão. Eu estava viva mais uma vez, e a cidadezinha era encantadora.

Praticar a gratidão nos protege de nossa própria mesquinhez e pequenez, mantendo-nos centrados na alegria e na abundância de nossa vida. Quando os estímulos nos atraem e as perturbações nos chamam, é a gratidão pronunciada pelos nossos lábios que nos mantém fortemente enraizados no contentamento.

> Praticar a gratidão nos protege de nossa própria mesquinhez e pequenez, mantendo-nos centrados na alegria e na abundância de nossa vida.

## MANTENDO O EQUILÍBRIO

Os budistas falam de desenvolvermos uma calma permanente. Um eixo inabalável. Como uma árvore alta tão enraizada na terra que nenhum vento forte seja capaz de derrubá-la. Para mim, essa é a imagem do contentamento. Significa que não somos levados pelos altos e baixos da vida como se fossem ondas. Significa que não apenas concordamos com as coisas como elas são no momento presente, mas também as recebemos bem. Significa que, mesmo com todos os ruídos e barulhos e as exigências da modernidade, continuamos no centro da calma permanente. O contentamento nos convida a ter esse domínio da vida. A prática da gratidão e do "não buscar" pode nos ajudar a permanecer enraizado nessa joia que é a gratidão.

## O PARADOXO DO NÃO BUSCAR

O *santosha* abrange um paradoxo: quanto mais o buscamos, ou quanto mais desejamos que ele seja de uma determinada maneira, mais ele nos escapa. Percebi que me deparo constantemente com minhas ilusões referentes ao contentamento. Tenho uma imagem na minha cabeça de que sempre serei equilibrada e calma, de que a vida sempre será perfeita para mim. Acho que é exatamente essa imagem que me faz tropeçar e me impede de alcançar o contentamento que desejo. Pense um instante: é mais fácil sentirmos contentamento quando estamos bem, quando as coisas nos são favoráveis e quando gostamos de nós mesmos. Mas e quando nos deparamos com o caos e alguns obstáculos? Ou quando nos sentimos entediados ou deprimidos? E então?

Descontentamento é a ilusão de que pode acontecer alguma outra coisa no momento presente. Mas nem sempre acontece alguma coisa, muito menos do jeito que desejamos. O momento está completo. Isso significa que, se estou entediada ou triste, só ficarei descontente se eu não me contentar com o tédio ou a tristeza. Desenvolver o contentamento no contexto de tédio, tristeza, impaciência, depressão, decepção e perda aumenta nossa capacidade de ser aquela árvore alta, tão enraizada na terra que nenhum vento forte é capaz de derrubá-la. O contentamento com o nosso descontentamento é, por si só, uma maneira de entrarmos nas profundezas tranquilas do nosso interior.

O paradoxo de não buscar o contentamento nos permite apreciar o que temos. Swami Rama fez a seguinte afirmação: "Contentamento é se apaixonar pela sua vida". No cativante clássico *O Mágico de Oz*, Dorothy embarca numa longa jornada e descobre que ela já se contentava com o que tinha antes. Nas palavras de Swami Rama, ela havia se apaixonado pela própria vida.

> Descontentamento é a ilusão de que pode acontecer alguma outra coisa neste momento. Mas nem sempre acontece. O momento está completo.

*Santosha*, ou contentamento, é cumprir os deveres e agir integramente com alegria. É a verdadeira compreensão de que não existe nada mais do que aquilo que existe ou pode existir neste exato momento. Quando estamos totalmente no presente, o momento está completo. Quando fazemos algo no presente para atender a uma expectativa relacionada a outro momento, por exemplo, quando fazemos exercício para deixar nosso corpo com uma determinada aparência, e não pela pura alegria de nos movimentar, o contentamento nos escapa. Quando a ação se completa no momento e desfrutamos da alegria do processo, agir se torna ser, e ser se torna contentamento.

Eu me sinto inspirada quando leio textos de místicos de diversas tradições. Uma das coisas que percebo é que todos amam a um deus — de acordo com a própria compreensão sobre seus deuses. Eles nunca precisam da aprovação de ninguém, pois estão ocupados demais tendo um caso de amor com seus deuses. Os místicos sempre sentem contentamento. Nada é capaz de tirá-los desse estado, pois eles enxergam com olhos de amor e admiração que os afastam de qualquer tipo de necessidade.

Maezumi Roshi, um mestre zen, disse certa vez: "Por que não morrer agora e aproveitar o resto de sua vida?". Os místicos "morreram" para as próprias necessidades, para seus desejos e vontades, para os incômodos e os estímulos, e assim podem viver plenamente na tranquilidade do contentamento. Os místicos aprenderam que não há nada faltando; a vida está completa da maneira como ela se manifesta para nós em cada momento. Quando entendemos isso, passamos a ter contentamento.

## QUESTÕES PARA ANÁLISE

Para ter novos *insights* sobre sua vida e a prática do contentamento, conviva com as questões a seguir, reflita sobre elas e mantenha um diário. Durante esse mês, baseie sua análise na seguinte afirmação de Swami Rama:

*Contentamento é se apaixonar pela sua vida.*

**Semana um:** Nessa semana, observe como você está sempre se preparando para a próxima coisa ou buscando contentamento em algo em seu exterior. Anote suas observações num diário.

**Semana dois:** Nessa semana, perceba quanta energia você gasta se movendo na direção de seus gostos e evitando suas aversões. Perceba em seu corpo a sensação de tentar agarrar algo. Anote suas observações num diário.

**Semana três:** Nessa semana, responsabilize-se por todas as suas perturbações emocionais. Encontre a origem de todos os incômodos e chateações em você mesmo. Escolha entre permanecer no incômodo ou voltar para o centro tranquilo do contentamento (ou se contente com o seu incômodo).

**Semana quatro:** Nessa semana, pratique a gratidão e o não buscar. Contente-se com cada momento da maneira como se apresenta. Pense nas seguintes palavras do místico mestre Eckhart: "Se a única prece que você disser em sua vida for *'Obrigado!'*, isso já basta.".

**Durante esse mês, pense nas palavras de Swami Rama e se apaixone pela vida da maneira como ela é.**

# *TAPAS*

*Você enfrenta o
fogo com bravura até
achar a bênção?*
— C. L.

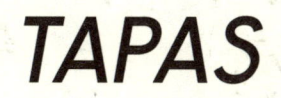

# *TAPAS*:
# AUTODISCIPLINA

Meu marido costuma contar que cresceu em um terreno rural imenso. Periodicamente, para cuidar da terra, seu pai fazia uma queima controlada. Ele observava o pai se preparar diligentemente, conferindo a velocidade e a direção do vento e a previsão do tempo, para o caso de surpresas indesejadas e inesperadas. Depois disso, perplexo, meu marido via o pai encostar um fósforo aceso no mato, e então tudo se incendiava. Para uma criança, nada daquilo fazia sentido, especialmente quando ele via as consequências desoladoras da queima — tudo parecia carbonizado e arruinado. No entanto, após algumas semanas, o verde voltava a brotar discretamente na terra de aparência morta, trazendo nova vida e beleza, uma espécie de novo começo. Meu marido começou a entender que a terra precisava ser queimada para remover seus restos e, assim, produzir sua recompensa encantadora mais uma vez.

*Tapas* literalmente significa "calor", e pode ser traduzido como purificação, austeridade, autodisciplina, dedicação espiritual, mudança, tolerância ou transformação. Tem o sentido de nos "cozinharmos" no fogo da disciplina para nos transformarmos em outra coisa. Significa nos esforçarmos com determinação para nos tornarmos alguém forte e de caráter firme. Assim como cozinhar um ovo modifica a constituição do ovo, fazendo-o ter uma estrutura diferente, *tapas* também pode modificar nossa natureza, transformando-nos em um caldeirão capaz de enfrentar qualquer desafio da vida. *Tapas* está vinculado à escolha diária de interromper hábitos que não beneficiam o corpo e a mente, abrindo mão de prazeres momentâneos em prol das recompensas futuras.

Na Índia, alguns renunciantes espirituais praticam a austeridade de um modo extremo. No auge do inverno, eles passam três horas sentados ao relento vestindo apenas uma tanga. Eles preparam um recipiente para que uma água fria pingue em sua cabeça e escorra pelo corpo quase nu durante três horas inteiras. Essa prática é realizada

> *Tapas* significa nos esforçarmos com determinação para nos tornarmos alguém forte e de caráter firme.

durante 45 dias seguidos. No calor do verão, eles montam cinco pequenas fogueiras ao redor deles e outra em um recipiente acima da cabeça. Depois, ficam sentados durante três horas em meio ao calor escaldante. Essas fogueiras são montadas diariamente, e eles passam três horas por dia expostos ao calor durante 45 dias. O objetivo é manter-se imóvel em um ponto estático que não seja abalado nem perturbado por nenhum ruído do mundo externo. Eles procuram manter a imobilidade, independentemente dos pensamentos e medos que percorram a mente.

Nossa prática não precisa ser tão radical; no entanto, o exemplo desses ascetas espirituais pode nos inspirar a fazer uma abordagem mais profunda à nossa disciplina. Assim como uma queima controlada, precisamos prestar atenção no que é possível, seguro e apropriado no contexto atual de nossa vida. Depois de analisarmos o vento, podemos acender o fósforo e incendiar propositalmente nossa preguiça e nossos desejos egoístas. Quer pratiquemos *tapas* com nossa presença constante em nosso tapete de yoga, por meio de uma prática regular das posturas ou dos atos constantes de serviço altruísta, nós nos oferecemos à versão superior de nós mesmos. Aguentamos voluntariamente a dificuldade para produzir uma "recompensa encantadora" também em nossa vida.

Esse princípio aborda não apenas nossos esforços pessoais, mas também as épocas de penúria, de um desespero quase irremediável, quando lidamos com o sofrimento de uma perda inesperada ou com uma doença debilitante, ou com as dores de uma vida que parece ter sido virada do avesso. É quase como se Deus tivesse analisado o vento e iniciado a queima, e nós é que somos o campo sendo incendiado. Assim como meu marido, que via o pai incendiando o campo, nada disso faz sentido para nós enquanto está acontecendo.

Entretanto, são esses períodos que nos transformam em pessoas mais profundas. Nossos destroços são queimados, e saímos mais humildes e fortalecidos pelo mistério daquilo que está além do nosso controle ou de nossa compreensão. São esses momentos sombrios de dor, perda e confusão que tecem algo de mais profundo dentro de nós.

> São esses períodos de desespero irremediável que nos transformam em pessoas mais profundas.

O mestre espiritual Ram Das discute, de um modo eloquente, a joia do *tapas*. Depois de passar por um derrame debilitante, algo que ele nunca imaginava que fosse lhe acontecer, ele encontrou uma nova oportunidade para si mesmo e para os outros enquanto começava a lidar com as possibilidades e os efeitos do envelhecimento. Ele preferiu dizer que Deus "se derramou" nele, em vez de chamar sua experiência de um derrame. Além disso, ele usou o termo "graça intensa" para falar de sua experiência de ter sido queimado pelo fogo do amor divino.

Já vi um adesivo para carros com a seguinte frase: "Não devemos desperdiçar uma crise!". Podemos zombar o quanto quisermos, mas há muita verdade nisso. Com *tapas*, podemos chegar a um lugar em que todos os nossos recursos se esgotaram, onde não há nada além de fraqueza, onde todos os nossos apoios foram removidos. É nesse lugar infértil, onde exaurimos tudo o que temos e somos, que moldamos uma nova força e criamos caráter se decidirmos nos abrir destemidamente para a experiência. Talvez esse seja o maior presente que a vida pode nos dar.

Charlene Westerman discute com clareza o perigo e a possibilidade de passar por um desespero quando afirma que, durante essas épocas, temos duas escolhas: desmoronar ou nos abrir. Não podemos impedir que essas épocas de crise ocorram em nossa vida, nem saber como elas acontecerão ou seus resultados, mas podemos nos preparar para elas por meio da nossa prática diária, construindo a capacidade de permanecer naquilo que é desagradável, e por meio das nossas pequenas escolhas cotidianas.

## *TAPAS* COMO UMA PRÁTICA DIÁRIA

Quando morava perto da beira do Lago Sacajawea, eu tinha tempo de caminhar por quilômetros sem esperar encontrar alguém. Um dia, deparei com um grande ninho de garças-azuis nas margens do lago. Passei a visitá-las todo dia até elas me aceitarem como parte do cenário. Vi ovos serem colocados e cuidados. Vi os filhotes abrirem as cascas e conseguirem sair delas, que agora representavam uma prisão. Vi os recém-nascidos serem cuidados e alimentados. Eu os vi crescendo, deixando de ser bolas de penugem para se transformar em garças. Por fim, vi quando aprenderam a voar.

Nunca havia pensado que uma ave não sabe voar automaticamente. O que vi naquele dia foi uma comédia de erros. Vi os pais voarem estrategicamente para longe (mas não longe demais), deixando os filhotes aparentemente desamparados e tentando voar sozinhos. Vi os mais corajosos usarem as asas e pairarem um pouco acima do ninho. E depois os observei quando ganharam mais coragem, voaram para fora dos ninhos e começaram a brincar com o vento e as aterrissagens. Observei todas as tentativas de voltar para o ninho, mas nunca davam certo. Ah! Acho que nunca ri tanto na minha vida, e também nunca fiquei tão comovida com a beleza que é dominar o ato de voar.

Em algum momento, esquecemos que tivemos de aprender a andar, assim como as pequenas aves precisam aprender a voar. Esquecemos que caímos muitas vezes. Esquecemos que algumas coisas requerem prática. No fim da carreira de Ray Charles, perguntaram-lhe se ele ainda praticava e se preparava para os shows. Ele respondeu que praticava as escalas todos os dias, pois, quando elas estavam em seus dedos, ele conseguia tocar de tudo. Então, devemos nos

> Devemos nos perguntar o seguinte: para que estamos praticando? Quando foi a última vez que você se perguntou isso?

perguntar o seguinte: para que estamos praticando? Quando foi a última vez que você se perguntou isso?

Quando nossa neta Tiana tinha apenas 3 anos, ela já sabia que queria ser cantora e dançarina. Ela abria mão de todo tipo de prazer infantil para passar horas praticando, imitando as palavras, os gestos e os passos de dança de seus cantores preferidos. Depois, ela nos encantava fazendo uma apresentação perfeita. Tiana já sabia que precisamos nos esforçar no presente para sermos algo no futuro.

No yoga, a prática diária e disciplinada é chamada de *sadhana*,[8] e é como se fizéssemos uma pequena queima controlada em nós mesmos. *Sadhana* é a disciplina de nos colocarmos em lugares onde os antigos destroços que se acumularam dentro de nós podem ser removidos. Nós participamos desse processo quando prestamos atenção na quantidade e no tipo de comida que ingerimos, quando movemos e exercitamos nosso corpo com caminhadas, yoga e outras atividades, e quando expandimos nossa capacidade mental ou estudamos textos sagrados com pessoas de mentalidade semelhante à nossa. Esse processo inicia a remoção dos quilos indesejados, dos hábitos preguiçosos, do coração e do corpo inativo, da mente estagnada e do espírito não ouvido. Como Pattabhi Jois costumava dizer, "pratique, e tudo virá".

São Francisco de Assis, em sua famosa oração, discute com eloquência as possibilidades de transformação de cada ser humano.

> Senhor, fazei de mim um instrumento de vossa paz.
> Onde houver ódio, que eu leve o amor;
> onde houver ofensa, que eu leve o perdão;
> onde houver dúvida, que eu leve a fé;
> onde houver desespero, que eu leve a esperança;
> onde houver trevas, que eu leve a luz;
> onde houver tristeza, que eu leve a alegria.

É um apelo para que deixemos de odiar e passemos a amar e também para que deixemos de perturbar a paz e passemos a cultivá-la. Essa é a oração do *tapas*, que nos convida a viver de uma forma diferente.

---

8. *Sadhana* significa disciplina espiritual. Seu aspecto é dual: a própria disciplina é a realização. Assim como uma gota de água termina moldando uma rocha, a constância da prática ao longo do tempo provoca mudanças e realização. *Sadhana* é a constância da nossa prática diária. (N.A.)

# *TAPAS* COMO UM PODER PERMANENTE

Uma das minhas histórias preferidas da Bíblia é a de Jacó lutando contra um anjo.[9] Jacó havia tido um dia ruim. Na verdade, ele tivera vários dias ruins desde que trapaceara o irmão e teve de fugir para longe a fim de proteger a própria vida e se refugiar com seu tio Labão. Depois de muitos anos, Jacó voltou para casa com esposas, filhos e o gado. Quando estava chegando, avistou o irmão com um grupo de guerreiros a distância. Era o irmão que ele havia traído. Jacó imaginou o que ia acontecer, e aquilo não seria nada bonito.

Assim como costuma acontecer quando estamos tendo um dia ruim, o dia de Jacó ficou ainda pior. Ele havia acampado sozinho na frente de um rio, e um desconhecido apareceu e começou a brigar com ele. Quase conseguimos escutar Jacó dizer "Misericórdia! E agora?". Jacó precisou enfrentar o desconhecido, e o conflito aparentemente equilibrado durou até o amanhecer. Imagine a exaustão de Jacó — além de tudo que ele estava enfrentando, aquela briga.

Quando amanheceu, as coisas mudaram, e Jacó percebeu a magnitude de quem ele estava enfrentando. Era alguém de imensa força e poder, que passara a noite inteira apenas brincando com Jacó. Depois de perceber isso, em vez de ser tomado pelo medo e sair correndo para se salvar, Jacó fez algo incrível. Ele se agarrou àquele ser e implorou uma bênção. E o ser, que passara a noite inteira brigando com Jacó, abençoou-o. Naquele momento, Jacó recebeu daquele ser o nome Israel,[10] que viria a ser um grande homem e o líder de uma grandiosa nação que afetaria o mundo. O texto bíblico é vago nessa passagem. No momento, Jacó não sabe com quem está lutando, nem nós sabemos. É um homem? Um anjo? Um ser sobrenatural? Deus? Satanás? Sem saber quem ou o que o agarrava, Jacó aguenta até saber que foi abençoado por aquele encontro.

Muitas vezes, não sabemos o que está nos agarrando. Parece ser algo sombrio e avassalador. Nesses momentos, quando não sabemos como chegar ao próximo minuto de algo que nos parece desconhecido e esmagador, podemos aguentar como Jacó? Podemos nos segurar no que está nos agarrando e agarrá-lo de volta, sem soltarmos até sermos

> Nesses momentos, quando não sabemos como chegar ao próximo minuto de algo que nos parece desconhecido e esmagador, podemos aguentar até sermos abençoados de alguma maneira pela nossa dificuldade?

---

9. Na Bíblia, essa história é chamada de "Jacó luta com um anjo", mas em nenhum momento descobrimos quem realmente é este ser. (N.A.)
10. O nome Israel significa "aquele que batalhou com Deus e os homens e triunfou". (N.A.)

abençoados por aquilo de alguma maneira? Podemos aumentar nossa capacidade de ficar no fogo e nos deixar queimar até sermos abençoados por exatamente aquilo que nos tem causado dor e sofrimento?

Jacó não sai da luta apenas com uma bênção. Durante a batalha, aquele ser tocou no quadril de Jacó e o deslocou. Jacó passou o resto da vida mancando. A purificação não nos deixa ilesos e sem cicatrizes. Nós carregamos nossas feridas e também as bênçãos.

São João da Cruz descreve de modo simbólico o significado de *tapas* em seu tratado *A noite escura da alma*. São João descobriu a dureza da purificação quando esteve preso num monastério em que passou por extremas privações, sendo maltratado por outros monges em consequência de suas opiniões mais liberais. Em seus escritos, ele usa o exemplo de um tronco sendo jogado no fogo para descrever o processo de ser transformado pelo fogo. Ele diz que, de início, o tronco não parece nem um pouco com o fogo, e que, se o tronco tem impurezas externas, ele a princípio começa a exalar um mau cheiro enquanto queima. Contudo, depois de um tempo, o tronco passa a ficar cada vez mais parecido com o fogo e termina se transformando nele.

> O *tapas* nos faz vislumbrar que estamos dispostos a nos queimar para sermos abençoados.

Assim como Jacó, São João da Cruz conheceu tanto a bênção quanto a agrura, pois a experiência o deixou com a saúde frágil até o fim da vida. Ela também o colocou em constante comunhão com o divino, pois sua noite escura de penúria o elevou até os braços de Deus. O *tapas* nos leva a aumentar nossa capacidade de permanecer em meio ao desconhecido e ao desagradável em vez de fugirmos por causa do medo. Significa que estamos dispostos a nos queimar para sermos abençoados.

## TAPAS COMO UMA ESCOLHA

Uma amiga me contou a história de quando ela desfez uma sociedade depois de oito anos. Ela modificou os rumos de sua carreira e passou a morar em uma cidade diferente ao mesmo tempo — foi uma mudança assustadora. Ela escreveu: "No início, eu não tinha a mesma clareza que tive no final. Comecei sem conseguir comer nem respirar. Tomada pelo medo, pela ansiedade e pela sensação de estar paralisada, eu precisava encontrar algo que me ajudasse a conviver com aquela intensidade em minha vida. Meu parceiro também estava passando por uma mudança parecida. Ele também havia saído de uma sociedade e mudado de profissão e de cidade. Ele também precisava de algo que o ajudasse a conviver com a pressão daquela mudança. Eu descobri o yoga, comecei a praticar com perseverança e passei a fazer duzentos abdominais por dia. Ele preferiu beber, fumar e ter um comportamento promíscuo. No fim daquele ano de transição, nossos resultados eram muito diferentes. Eu sentia uma força silenciosa emanando do meu centro; ele estava fragmentado, exaurido, e perdera o controle.".

A história acima tem a ver com as escolhas que fazemos para sair das crises. Se, assim como a minha amiga, conseguimos fortalecer nosso interior em vez de remediar a situação e fugir, terminamos chegando a um terreno de novas possibilidades. Assim como os anos turbulentos da adolescência, quando o dever da vida é nos levar da infância para a idade adulta, uma crise pode nos erguer e nos deixar do outro lado de alguma outra situação. Será que vamos confiar no processo ou nos esconder dele?

Cada momento é uma oportunidade de escolher claramente a atitude correta. Muitas vezes, as escolhas que nos preparam para o fogo são opções que contrariam a satisfação ou o prazer imediato. Quando escutamos nossa voz interior e preferimos nos manter presentes em meio ao desconhecido, ao desagradável e, muitas vezes, ao sofrimento e à dor, estamos nos preparando para que o *tapas* nos beneficie e nos abençoe.

> Uma crise pode nos erguer e nos deixar do outro lado de alguma situação. Será que vamos confiar no processo ou nos esconder dele?

A disciplina do *tapas* nos transforma em alguém mais profundo e mais complexo, se permitirmos. Será que conseguimos aguentar o calor enquanto o fogo nos desmantela e nos modifica para sempre? Será que conseguimos nos preparar diariamente por meio da nossa prática, do nosso poder de permanência e das nossas escolhas? Conseguimos aguentar essa queima com integridade? Conseguimos esperar até a bênção chegar?

## QUESTÕES PARA ANÁLISE

Para ter novos *insights* sobre sua vida e a prática da autodisciplina, conviva com as questões a seguir, reflita sobre elas e mantenha um diário. Durante esse mês, baseie sua análise no seguinte texto do místico Rumi:

> *Se você é amigo de Deus,*
> *o fogo é a sua água.*
> *Seu desejo deve ser obter*
> *centenas de milhares de asas de mariposa*
> *para poder queimar*
> *um par a cada noite.*
> *A mariposa vê a luz e penetra no fogo.*

*Você deve ver o fogo*
*e avançar na direção da luz.*
*O fogo é a parte de Deus que consome o mundo.*

**Semana um:** Lembre-se dos períodos de crise em sua vida e de como você foi moldado por eles. Perceba os momentos em que você fugiu da dor e aqueles em que enfrentou o fogo sem medo, esperando a sua bênção.

**Semana dois:** Nessa semana, escolha uma prática que afete a qualidade da sua essência, como uma boa alimentação, uma meditação ou uma contemplação. Você consegue se colocar no meio do fogo com entusiasmo?

**Semana três:** Nessa semana, pratique dizer "mais um minuto" quando se deparar com algo desagradável. Você consegue aguentar o fogo do desagradável? Consegue deixar o fogo começar a destruir seus julgamentos, suas opiniões e expectativas?

**Semana quatro:** Nessa semana, preste atenção em suas escolhas diárias. Elas se baseiam na indulgência ou constroem força e caráter? Escute sua voz interna e faça escolhas que o preparem para o fogo da vida.

**Durante esse mês, reflita sobre as palavras de Rumi e acolha bem o fogo.**

# SVADHYAYA

*Conheça-se bem*
*a ponto de alcançar todo*
*o seu eu e sua grandeza.*
*— C. L.*

# स्वाध्याय

# *SVADHYAYA:*
# ESTUDO DE SI MESMO

Quando meu irmão mais velho e eu estávamos na escola primária, percebemos que nosso pai não recebia presentes de Natal que refletiam a imensidão do nosso amor por ele. Resolvemos fazer alguma coisa, e, durante um ano, economizamos até a época do Natal todo o dinheiro que ganhávamos de presente ou cuidando de crianças. Então, pedimos para nossa mãe nos deixar numa joalheria, onde compramos o anel de diamantes mais bonito que podíamos pagar. Ficamos muito animados.

Quando chegamos em casa, resolvemos que um presente daqueles precisava de um embrulho especial. Começamos a juntar caixas, sete para ser mais exata, e colocamos a caixa do anel dentro de outra, depois dentro de mais outra, até restar apenas uma caixa imensa. Embalamos a última e a deixamos embaixo da árvore para que nosso pai ficasse se perguntando o que tinha dentro daquela caixa enorme.

Quando o Natal chegou, meu irmão e eu estávamos empolgadíssimos. Era o dia em que nosso pai ia receber o presente que tínhamos passado o ano inteiro preparando. Ele desembrulhou a caixa grande, achou outra dentro, depois mais outra, e depois mais outra. Não demorou para ele achar que era apenas uma pegadinha, então ele começou a fingir que estava feliz e animado. Quando chegou a hora da última caixa, ele tinha a certeza de que estaria vazia. Mas se enganou. Acho que eu e meu irmão jamais nos esqueceremos do rosto dele ao abrir aquele belo e reluzente anel de diamantes, comprado com amor pelos seus dois filhos amorosos.

Os iogues ensinam que, como seres humanos, somos embalados como esse anel de diamantes. Em nosso âmago, somos a consciência divina. Ao redor da pura consciência, estamos embrulhados nas "caixas" de nossas experiências, de nossos condicionamentos e sistemas de crenças. As caixas são, por exemplo, a maneira como nos identificamos, o que consideramos verdadeiro, nossas preferências e aversões, nossos medos e nossa imaginação. Todas elas trazem informações sobre nosso país, nossa cultura, nosso gênero, nossa cidade, nossos ancestrais e nosso histórico familiar, e também sobre os grupos a que pertencemos e nossa experiência pessoal.

Essa embalagem é retratada por uma história contada no Oriente. Deus tinha acabado de criar os seres humanos. Ao perceber que havia cometido um grande erro, ele convocou um conselho de anciãos para ajudá-lo. Quando eles se reuniram, Deus avisou: "Acabei de criar os seres humanos, e agora não sei o que fazer. Eles vão ficar conversando comigo o tempo inteiro, pedindo coisas para mim, e jamais vou conseguir descansar!". Após escutarem o dilema de Deus, os anciãos fizeram várias sugestões, recomendando a Deus que se escondesse no Monte Everest, na Lua ou nas profundezas da Terra. Sem esperanças, Deus respondeu às sugestões: "Não, os humanos são engenhosos, e terminarão me encontrando!". Por fim, um ancião se aproximou de Deus e sussurrou algo no ouvido dele. Então, Deus gritou animado: "Isso! Vou me esconder dentro de cada humano, assim eles nunca me encontrarão!".

> *Svadhyaya*, ou o estudo de si mesmo, é conhecer nossa verdadeira identidade como algo divino e entender as caixas em que estamos embrulhados. Esse processo de conhecer a nós mesmos e as caixas que nos envolvem cria um caminho para a liberdade.

Os iogues dizem que sofremos porque nos esquecemos quem somos. Achamos que somos as caixas que nos envolvem e esquecemos que, na verdade, somos o divino que "se esconde" em nosso interior. *Svadhyaya*, ou o estudo de si mesmo, é conhecer nossa verdadeira identidade como algo divino e compreender as caixas em que estamos embrulhados. Podemos encontrar pistas sobre as nossas caixas observando nossas projeções, tentando encontrar a origem das nossas reações em alguma crença e tendo a coragem de analisar a vida da maneira como ela é. Esse processo de conhecer a nós mesmos e as caixas que nos adornam cria um caminho para a liberdade. A alegria da joia do estudo de si mesmo é encontrada por meio da capacidade de transferirmos a identificação do nosso eu, do ego (nossas "caixas"), para a testemunha e, por fim, para a nossa verdadeira identidade como a própria divindade.

## PROJEÇÕES

Faça o seguinte experimento agora: sem pensar, escreva rapidamente as cinco primeiras coisas que vêm a sua mente quando você tenta descrever o mundo da maneira como o enxerga. Agora, analise o que você escreveu. Todo comentário que você usou para descrever o mundo lhe dirá mais sobre si mesmo do que sobre o mundo. São pistas relativas à maneira como você estrutura suas crenças, relacionadas a você e a sua vida. Todo comentário que você faz a respeito do mundo, ou sobre outra pessoa, sobre algum acontecimento ou sobre sua vida, é uma projeção que faz de si mesmo e uma pista para o seu panorama interior. O mundo é sua autobiografia.

Vamos voltar às reprises do antigo seriado *Kung Fu.* Caine, chamado carinhosamente de Gafanhoto por seu mestre, esteve no monastério durante a infância. Um dia, ele estava observando os peixes num pequeno lago quando o mestre perguntou a Gafanhoto: "Tem quantos peixes aí dentro?". Gafanhoto respondeu: "Doze, mestre!". "Muito bem!", respondeu o mestre, "E quantos lagos são?". Um tanto confuso com a pergunta aparentemente óbvia, Gafanhoto respondeu: "Um, mestre!". "Não!", respondeu o mestre, "São doze lagos; doze peixes, doze lagos!". No exercício anterior, poderíamos ter pedido para quinhentas pessoas fazerem o experimento, e todas as respostas descrevendo o mundo seriam diferentes porque cada pessoa descreveria partes do seu eu único. Quinhentas pessoas, quinhentos mundos.

O mundo e as outras pessoas simplesmente refletem o que nós vemos, não o que existe. É como se, para onde quer que olhemos, existissem apenas espelhos que nos mostrassem imagens de nós mesmos.

Só podemos amar ou odiar algo em outra pessoa ou no mundo se isso já estiver dentro de nós primeiro. O mundo lhe dá o que você vê. Você pode fazer testes com essa verdade mudando a história do que você vê. Assim, acabará percebendo que o mundo muda para se adaptar à história que você está contando.

Os budistas dizem que o universo morre com você porque você criou seu mundo com base em sua realidade. Ao prestar atenção constantemente no que diz para si mesmo sobre o momento, sobre outra pessoa, sobre si mesmo e sobre a vida, você obtém pistas sobre as "caixas" em que se embrulhou, que criam seu próprio universo. Todas essas afirmações são projeções das partes de si mesmo que você ama, não ama, não consegue enxergar ou ainda não consegue aceitar.

## ENCONTRANDO A ORIGEM

Em geral, só nos conscientizamos de nossas crenças ou de nossos condicionamentos quando há alguma espécie de desarmonia presente. Nessas situações, temos a oportunidade de descobrir a origem do que estamos afirmando no momento em relação a alguma crença, quer esta seja consciente ou inconsciente. Quando descobrimos a origem de alguma desarmonia em nós mesmos, fica mais fácil desembrulharmos a caixa em que nos fechamos.

Por exemplo, eu faço parte de uma família em que os irmãos eram proibidos de brigar. Nossa família enfatizava o amor, e amar significa que jamais brigávamos. Sem perceber, mantive essa crença até a idade adulta. Ao ver alguém brigando, eu achava aquilo errado e interpretava como um sinal de que ali não havia amor. Quando analisei esse meu julgamento a respeito das brigas, acabei encontrando a origem dele nessa minha crença de infância e passei a entender que algumas pessoas demonstram amor brigando, e que brigar não é necessariamente "errado". Consegui compreender que as pessoas demonstram amor e afeto de maneiras diferentes. Consegui aprender um novo aspecto do amor, em vez de me ater firmemente à crença de que amar significava não brigar.

Em uma ocasião mais recente, eu estava participando de um retiro no qual os sapatos eram deixados na porta. Durante um intervalo, fui me calçar, e meus sapatos tinham desaparecido. Logo depois, vi outra mulher com eles. Não fiquei nada feliz. Eu sabia que não me importava com o fato de ela estar usando meus sapatos, então tentei achar a origem do meu incômodo. Percebi que estava zangada porque ela não tinha me pedido educadamente para usá-los. Na minha infância, éramos obrigados a dizer "por favor" e "obrigado" antes de pegar qualquer coisa. Se nos esquecíamos disso, éramos punidos. Foi interessante perceber que eu não estava chateada pelo fato de ela estar com os meus sapatos, mas por ela não ter feito o que era "correto" de acordo com a minha crença. Nesse incidente, consegui enxergar o poder das minhas crenças não analisadas.

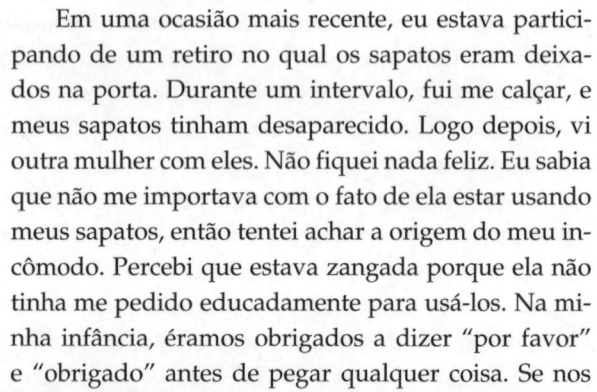

> Fiquei chateada pelo fato de ela não ter feito o que era "correto" de acordo com a minha crença.

Nosso condicionamento e a formação de nossas crenças se iniciam no início da nossa infância. Recentemente, vi um grupo de crianças saindo da escola na hora do recreio. Escutei uma delas gritar: "Liberdade, finalmente!". Eu ri, mas fiquei me perguntando como a crença daquela criança se desenvolveria e influenciaria o resto de sua vida. Aprendemos bem cedo a aceitar a maneira da nossa família de fazer as coisas e nos moldar com base em normas culturais. Esses primeiros condicionamentos continuam se formando e se movendo profundamente em nosso interior, criando partes de nossa identidade. Quando acrescentamos nossas reações às experiências de nossa vida, terminamos nos embrulhando com várias camadas.

Quando enfrentamos alguma desarmonia, nossa tendência é culpar o que está fora de nós e depois justificar o que estamos pensando ou sentindo. Se temos coragem para procurar a origem da desarmonia em nós mesmos, podemos começar a desembrulhar nossas caixas, criando uma imensa liberdade que nos aproxima da nossa verdadeira essência. "Encontrar a origem" significa desfazer as crenças do tipo "eu preciso", "eu devo" e "certo e errado".

Anthony de Mello chama esses sistemas de crenças de "modelos de realidade". Ele afirma: "Nós ficamos satisfeitos quando pessoas e coisas se adaptam [aos nossos modelos] e decepcionados quando isso não acontece. Não são as pessoas e os acontecimentos que nos decepcionam, mas os nossos modelos de realidade. É o meu modelo de realidade que determina minha felicidade e minhas decepções.". É como se nos embrulhássemos nas caixas dos nossos sistemas de crenças e condicionamentos e, depois, quando algo não se concilia com o nosso sistema, gastássemos toda a nossa energia para justificá-lo em vez de "desembrulhar" a caixa. De Mello quer dizer que lutar para manter o nosso sistema de crenças é tão inútil quanto teria sido meu pai deixar o presente de Natal embrulhado, sem jamais abri-lo para ver o que havia dentro.

Assim como um presente que aguarda ser aberto, cada acontecimento que a vida nos apresenta é uma oportunidade preciosa de conhecermos a verdade sobre as caixas em que nos empacotamos. E são especialmente as pessoas que "não suportamos" e as interrupções "que nos enlouquecem" que têm mais potencial de nos ajudar nisso. Anthony de Mello tem a seguinte opinião: "Toda vez em que me sinto incomodado, é sinal de que há algo de errado em mim; sinal de que eu não estava preparado para o que aconteceu e não estou em sintonia com a situação — estou resistindo a alguma coisa. Se eu consigo descobrir o que é essa coisa, o caminho para os avanços espirituais se abre.".

## NÃO PODEMOS TER MEDO DE OLHAR

Precisamos deixar nossos olhos e o coração bem abertos para analisar todo indício de desarmonia que sentimos. Aconteceu mais um massacre em uma escola enquanto estou escrevendo este livro, e foi o mais sangrento de todos. O mundo está repleto de dor, sofrimento e atos de horror. Quando penso em minha vida, são as imagens das crianças passando fome na África, a carnificina de soldados na Guerra do Vietnã e a perda de esperança no semblante de uma mãe nicaraguense que moldam meu coração e me fazem agir movida pela compaixão. Se escondemos as imagens e a realidade de nós mesmos, como nosso coração pode se desenvolver? Se fechamos os olhos, nossa vida passa a se apoiar em uma base falsa. Não podemos ter medo de olhar.

Nas viagens que fiz por alguns países do Terceiro Mundo, percebi que pouquíssima coisa é escondida. Os idosos, os doentes, os moribundos e os esfomeados não são isolados como nos países mais desenvolvidos. O princípio do *svadhyaya* nos convida a fazermos a mesma coisa com nós mesmos:

> Precisamos deixar nossos olhos e o coração bem abertos para analisar todo indício de desarmonia que sentimos.

não isolar as partes desagradáveis de nós mesmos, mas carregá-las com bondade e compaixão, confiantes de que Deus também as habita.

Lembro-me de que, uma vez, Gandhi foi entrevistado por um repórter que lhe perguntou se ele já havia ficado enfurecido com seus opressores. Gandhi respondeu solenemente que não, pois sabia o que existia no interior do seu próprio ser. Ele não tinha medo de observar a totalidade das emoções dentro de si mesmo e, por testemunhar destemidamente seu ser interior, ele conseguia manter a coragem enraizada na bondade e na compaixão. Gandhi sabia que a negação nos separa de nossa realidade plena.

Há uma história *cherokee* em que o avô explica para o neto que há dois animais vivendo dentro do coração dele, um lobo e um cordeiro. Quando o neto pergunta o que deve fazer, o avô responde: "Alimente o cordeiro!". Essa história ilustra de uma forma muito bonita a realidade do que há dentro de nós. Precisamos respeitar o lobo que existe em nosso interior. Sem isso, podemos ficar vulneráveis e ser devorados por ele. Tudo o que fingimos que não existe termina nos usando de um modo inconsciente. No entanto, podemos decidir alimentar o cordeiro e amadurecer, passando a ter mais compaixão e bondade por nós mesmos e pelos outros. Precisamos estar dispostos a olhar para o egoísmo, a ganância e a raiva que existem dentro de nós, mas alimentar a grandeza em nosso ser.

## O PAPEL DO EGO

O ego é uma função da mente que se organiza em um "eu". O ego não é algo ruim; sem ele, não existiríamos. Ele transforma em algo pessoal um acontecimento que os sentidos levaram à consciência. Por exemplo, os sentidos podem informar que tem um cachorro latindo. O ego torna isso algo pessoal e diz "Estou escutando um cachorro latindo!". Assim, a mensagem se mescla ao julgamento de valor que atribuímos ao acontecimento. Teremos uma opinião sobre o cachorro latindo com base em nossa experiência. Posso ficar irritada com o barulho ou tremer de medo em consequência de uma experiência passada em que fui atacada. Ou posso correr para acariciar o animal por me lembrar de algum cachorro que eu adorava na minha infância. Com esse exemplo, podemos ver como o ego se apodera de uma experiência neutra e faz dela algo "meu", a caracterizando de acordo com as experiências passadas.

É por meio do processo descrito acima que a mente funciona de maneira a termos a experiência da separação. É o ego que permite a experiência de uma caminhada no parque, a degustação de um chocolate fino ou uma conversa ao telefone com um amigo. No entanto, quando o ego esquece que sua função é organizar o "eu" e começa a achar que é ele quem manda, surge uma confusão. Quando isso acontece, ficamos presos ao "eu" de existência separada e transformamos o modelo da realidade em nosso sistema de crenças, que não é certo nem errado, mas nos limita. Ao nos identificarmos com essas limitações, agimos com base em hábitos antigos e aceitamos ser menos do que somos.

Quando desembrulhamos as caixas do nosso sistema de crenças, algumas emoções fortes, às vezes dolorosas, podem ser liberadas. Esses sentimentos costumam estar relacionados a lembranças que temos usado inconscientemente para estruturar nossa realidade. Quando voltamos de uma viagem, precisamos tirar cada objeto de nossa mala e olhá-lo. Da mesma maneira, precisamos olhar cada caixa e as emoções ocultas das experiências que criaram cada camada de embalagem protetora ao nosso redor. Minha experiência me leva a crer que essa liberação pode ser bastante desagradável; algumas vezes eu me senti como se estivesse nadando em meio ao esterco. Contudo, sei que o que parece desencorajador costuma ser uma libertação purificadora disfarçada, uma espécie de desempacotamento.

> *Quando desembrulhamos as caixas do nosso sistema de crenças, algumas emoções fortes, às vezes dolorosas, podem ser liberadas.*

O caminho do amadurecimento não segue uma linha reta; não é nada parecido com o que imaginamos. Na verdade, muitas vezes, nosso sistema de crenças relacionado à forma como esse amadurecimento deve ser é exatamente o que nos impede de amadurecer. Acharmos que sabemos alguma coisa faz nossa busca se encerrar. Os budistas dizem que devemos ter a mente de um iniciante — saber que não sabemos. É essa atitude de humildade que abre as portas do aprendizado e da revelação.

A capacidade de trazer o espectador à tona em nossa vida nos faz desenvolver a habilidade de sair das limitações do ego e descobrir que existe algo a mais. Descobrir que você é uma alma e, então, polir o ego para que ele passe a ser uma função da alma, e não uma função dele próprio. Swami Veda declarou: "Quando você ultrapassa os limites de suas margens, o rio se torna um poderoso oceano; não tenha medo de descartar os adornos do seu ego para ganhar o diamante da graça". Esse processo se inicia quando aumentamos nossa capacidade de "estar presente".

## O PODER DO ESPECTADOR

Lembro-me da época em que Tyson, nosso neto, era pequeno. Toda vez que seus pais lhe pediam para fazer algo que ele não queria, ele passava a falar na terceira pessoa, afastando sua identidade de si mesmo. Ele sempre era um "eu", a não ser que alguém lhe solicitasse algo que ele não queria fazer; nesses momentos, ele se transformava num "ele". Quando o pai lhe dizia que era hora de dormir, Tyson respondia: "Ele não quer!". E Tyson continuava brincando, com confiança total de que não teria de obedecer à instrução do pai enquanto não se identificasse com aquilo.

Ver Tyson alternar entre "eu" e "ele" foi tão surpreendente quanto engraçado. Apesar de ser muito pequeno, ele tinha o poder de se distanciar de si mesmo. Esse poder de observar como se estivesse de fora, de nos distanciarmos de nós mesmos, é a maneira de enxergar como criamos nossa realidade. Paradoxalmente, é assim que nosso sistema de crenças começa a perder seu poder sobre nós.

Em consequência de nossa cultura, somos moldados para analisar e consertar constantemente os outros e a nós mesmos. Quando me observo e escuto os outros falarem, percebo que isso é uma realidade fundamental. Sempre escuto coisas do tipo "se eu simplesmente consertar isso, vou ficar bem", ou "sei que é um defeito meu, mas estou tentando melhorar". Parece que temos uma obsessão por nos consertar, e nossa atenção ressalta nossas imperfeições.

Na cultura ocidental, costumamos analisar, consertar e controlar praticamente tudo. Se não gostamos de alguma coisa em nós mesmos ou em nossa vida, passamos a tentar descobrir o que há de errado para então consertarmos, mantendo o controle para deixar a situação mais tranquila (ou seja, deixá-la da forma como queremos). O pensamento oriental é diferente. O Oriente não tem essa necessidade do Ocidente de entender e consertar. É neste ponto que o pensamento oriental nos apresenta a ideia de "espectador".

O espectador tem a capacidade de nos observar agir e reagir. Ele é a nossa capacidade de observar nossos pensamentos e nossos distúrbios emocionais. É essa capacidade que nos dá pistas sobre a origem dos nossos sistemas de crenças.

> O espectador tem a capacidade de nos observar agir e reagir. É essa capacidade de observar que começa a trazer a cura para nossa vida.

É por meio do espectador que conhecemos a nós mesmos e as histórias que nos controlam. O espectador é nossa capacidade de observar o ego, em vez de nos identificarmos com ele. Com a profundeza dessa observação, passamos a ver a nós mesmos como algo diferente do que achávamos que éramos. É essa capacidade de observar que começa a trazer a cura para nossa vida.

As *Upaniṣadas* apresentam a história de dois pássaros numa árvore. Um deles fica pulando de uma árvore para outra; o outro fica sentado no galho apenas observando. Enquanto nos identificarmos com o pássaro inquieto, estaremos presos ao nosso sistema de crenças. Quanto mais nos identificarmos com o pássaro que apenas observa, mais começaremos a compreender nosso sistema de crenças. Entender como criamos nossa realidade indica o progresso do nosso amadurecimento. O objetivo é enxergar nosso condicionamento. Saber que não somos quem achávamos que éramos abre para nós a possibilidade de conhecermos o nosso verdadeiro "eu".

Yogiraj Achala conta que, certa vez, levou seu filho para o Rio Mississippi. O filho olhou para o rio e perguntou se era poluído. Yogiraj respondeu que não, que o rio apenas carregava a poluição, mas que ele próprio era puro. Nossa mente é como o rio que carrega coisas. Se nos identificamos com aquilo que a mente carrega — pensamentos, histórias, crenças —, terminamos achando que *somos* essas coisas. No entanto, se nos identificamos com o divino que há dentro de nós (o rio puro) e apenas observamos os pensamentos passarem, veremos que estamos somente carregando os pensamentos, as histórias e crenças; eles *não são* o que nós somos.

> Saber que não somos quem achávamos que éramos abre para nós a possibilidade de conhecermos o nosso verdadeiro "eu".

Em outro trecho das *Upaniṣadas*, os humanos são chamados de "Deus em um frasco". O objetivo do estudo de si mesmo é o entendimento dessa simples afirmação. Enquanto nos identificamos com o "frasco" (nosso corpo e nossa mente), sofremos com as nossas limitações. Quando nossa identidade é transferida do "frasco" para o eu divino em nosso interior, passamos a habitar nosso verdadeiro eu. Esse eu divino dentro de nós é chamado de *atman*[11] no yoga, de natureza do Buda no budismo e de consciência de Cristo no cristianismo.

A meditação é um aspecto importante do estudo de si mesmo. É um lugar em que podemos expandir o espectador dentro de nós, reconhecer nossos sistemas de crença e começar a mudar nossa identidade do "frasco" para o eu divino interior. Ler textos sagrados e biografias inspiradoras são outras práticas que nos aproximam da nossa verdadeira identidade. Ter curiosidade e a mente de um iniciante, ou seja, saber que não sabemos, nos ajuda a sair das nossas caixas lindamente embaladas. Quando passamos a prestar atenção no eu divino interior, as caixas dos sistemas de crenças começam a se desfazer e nós ficamos livres.

## QUESTÕES PARA ANÁLISE

Para ter novos *insights* sobre sua vida e a prática do estudo de si mesmo, conviva com as questões a seguir, reflita sobre elas e mantenha um diário. Durante esse mês, baseie sua análise no seguinte texto de Huston Smith:

---

11. Alma ou sopro vital. (N.E.)

*Todos nós carregamos dentro de si*
*uma força suprema,*
*a completude da sabedoria,*
*uma alegria insaciável.*
*Isso jamais falha*
*e nunca pode ser destruído.*
*No entanto, está escondido bem no fundo,*
*e é por isso que a vida se torna*
*um problema.*

**Semana um:** Noventa e nove por cento daquilo que o incomoda tem a ver com você. Noventa e nove por cento daquilo que incomoda os outros não tem nada a ver com você. Nessa semana, perceba como você inverte as frases anteriores, culpando os outros pelos seus problemas e se responsabilizando pelos problemas deles. Comece a se responsabilizar por si mesmo e deixe que os outros se responsabilizem por si próprios.

**Semana dois:** Nessa semana, perceba o que você projeta nos outros. Essas projeções são coisas que você não quer ou não consegue reconhecer em si mesmo. Lembre-se de que você só consegue perceber algo em outra pessoa se esse algo já está em você (quer seja algo mais insignificante ou mais importante). Amadureça e se responsabilize totalmente por si mesmo.

**Semana três:** Nessa semana, desembrulhe algumas das caixas em que você se empacotou. Faça isso tentando encontrar dentro de si próprio a origem de todos os indícios de desarmonia. Perceba qual sistema de crenças pessoal causou essa desarmonia. Essa crença é verdadeira? Você está vivenciando a realidade ou uma caixa? Como reforço, pense nas seguintes palavras de Anais Nin: "Não vemos as coisas como *elas* são; nós as vemos como *nós* somos.".

**Semana quatro:** Nessa semana, expanda o poder do seu espectador observando todas as suas ações e todos os seus pensamentos como se estivesse vendo um filme. Comece a se vivenciar como "uma força suprema, a completude da sabedoria, uma alegria insaciável".

Durante esse mês, pense nas palavras de Huston Smith e se "desembrulhe".

# ISHVARA PRANIDHANA

*Salte até sua vida*
*com todo o seu coração.*
*Confie em Deus e voe até ele!*
*— C. L.*

ईश्वर प्रणिधान

# *ISHVARA PRANIDHANA:*
## ENTREGA

No filme *Os safados* [*Dirty Rotten Scoundrels*, com Steve Martin e Michael Caine], dois vigaristas trabalham numa mesma área lucrativa. Ao perceberem que só há espaço para um deles, os dois fazem uma aposta e decidem escolher uma mulher inocente para tentar tomar 50 mil dólares dela. O primeiro que conseguir adquirir essa quantia poderá garantir o direito de "trabalhar" sozinho na região; o outro deverá ir embora e nunca mais voltar. A aposta provoca uma sequência cômica de acontecimentos em que um tenta superar o outro. Contudo, a verdadeira surpresa vem no final, quando é a mulher que consegue tomar 50 mil dólares dos dois! O interessante, a meu ver, são as reações dos dois homens quando percebem que, apesar de acharem o tempo inteiro que estavam enganando a mulher, eram eles que estavam sendo enganados. Em um ataque de fúria, um deles reage com o que me faz lembrar a birra de uma criança de 2 anos. O outro, contudo, fica em silêncio, e aos poucos começa a aparecer um grande sorriso em seu rosto. Então, ele começa a rir, encantado com a maestria da mulher que foi mais esperta e levou seu dinheiro.

Acho que há uma lição para nós nessa história. Quantas vezes, assim como os dois personagens do filme, tentamos enganar a vida como se houvesse algum prêmio nos aguardando no caso de realmente conseguirmos enganá-la? E, quando a vida não nos dá o que queremos, fazemos birra. (Tente lembrar quantas vezes você disse para si mesmo que teve um "dia ruim" só porque as coisas não aconteceram da forma como você planejava.) Podemos passar bastante tempo nos sentindo enganados ou vitimizados quando a vida não acontece do modo como queremos, e, muitas vezes, perdemos novas oportunidades que ela nos oferece no momento presente.

*Ishvara pranidhana*, a joia da entrega, pressupõe que há uma força divina agindo em nossa vida. Quer a chamemos de Deus, graça, providência ou vida, essa força é maior do que nós e se importa profundamente conosco. A entrega nos convida a ser um participante ativo de nossa vida, totalmente presente e integrado a cada momento, apreciando a magnitude e o mistério daquilo de que estamos participando. Por fim, esse princípio nos convida a entregar nosso ego, abrir nosso coração e aceitar o propósito mais elevado do nosso ser.

*Ishvara pranidhana,* a joia da entrega, pressupõe que há uma força divina agindo em nossa vida. Por fim, esse princípio nos convida a entregar nosso ego, abrir nosso coração e aceitar o propósito mais elevado do nosso ser.

Nós já provamos a joia da entrega; nós a conhecemos quando estamos em "estado de fluxo". No filme *Lendas da vida*, esse estado é chamado de "tacada perfeita". Talvez você esteja vendo o pôr do sol, fazendo uma trilha nas montanhas, carregando um bebê ou concentrado fazendo algo que adora quando, de repente, o tempo desaparece, e você também. Suas ações, seus pensamentos e a atividade que estava fazendo se alinham e se tornam uma única entidade de harmonia e perfeição. Esse é o ritmo da entrega. Os iogues nos dizem que podemos viver assim o tempo inteiro, a não ser que façamos algo que impeça isso.

A vida quer nos surpreender, nos encantar e nos desenvolver de formas que estão além da nossa imaginação. Jean-Pierre de Caussade identificava a oportunidade que há por trás de cada acontecimento. Em *The Sacrament of the Present Moment* [*O sacramento do momento presente*], ele escreve sobre aproveitar a "imensa boa fortuna, que é certa e está sempre disponível" em cada momento. Além disso, ele afirma que há um propósito escondido em cada instante e que, se confiamos nesse propósito, a vida sempre supera nossas expectativas. Segundo Caussade, podemos ver transbordar a alegria de confiar em Deus e de encontrá-lo escondido em cada atividade, em cada desafio e em cada interrupção que a vida nos apresenta.

Como podemos começar a encontrar esse ritmo de entrega ou a imensa alegria e confiança que transbordam nos escritos de Caussade? Quando descartamos nossa rigidez e nossa necessidade de controlar, quando participamos da vida da maneira como ela se apresenta a nós e quando fazemos nosso ego ter devoção por aquilo que é supremo, então, podemos começar a sentir a dádiva dessa joia.

## LIBERTAÇÃO

A postura de yoga chamada *shavasana*, ou postura do cadáver, serve para praticar a entrega. Quando nos deitamos com as pernas e os braços estendidos a um ângulo de 45 graus do corpo, representamos a morte da atividade que acabamos de realizar. Também é uma prática para a entrega final à própria morte. Em *shavasana*, não precisamos fazer nada. Devemos apenas ficar deitados, liberando a tensão do corpo, sem fazer qualquer esforço, confiando que a respiração vai nos fazer respirar e que o corpo se renovará. (Se você acha que isso parece fácil, saiba que não é.) A prática do *shavasana* é uma das mais importantes que podemos realizar, pois é com ela que começamos a aprender a nos livrar de todas as formas de lutarmos física e mentalmente contra a vida.

Quando aprendemos a parar de lutar contra a vida, podemos começar a agir com habilidade. O controle nos torna rígidos e tensos, limitando nossa perspectiva. Ao nos livrarmos de nossa armadura, um mundo de possibilidades se abre, tornando-nos mais leves e confortáveis na jornada. Podemos monitorar a nossa entrega à vida de momento a momento, observando as sensações internas de contração e expansão. A contração é uma sensação de constrição, de recolhimento. A expansão é uma abertura, é a criação de espaço e contemplação. Quando nos contraímos, lutamos contra a vida ou a tememos. Quando nos expandimos, liberamos o fluxo da entrega.

Doug Keller usa a imagem de pedaços de gelo para nos ajudar a compreender esse conceito de expansão e liberação. Ele compara a vida a um rio correndo com pedaços de gelo dentro dele. Nós somos como o rio, mas estamos congelados em nossos medos e tensões. Nossa prática é nos derretermos no rio e nos unirmos ao fluxo da vida. Quando relaxamos nossos pensamentos e músculos rígidos, podemos começar a fluir com a vida.

Quando minha neta Ashly era pequena, eu costumava dizer para ela "é sério, cuidado". Com sua inocência encantadora, ela confundia as palavras e sempre respondia alegremente, "zero cuidado". Eu achava encantador e comecei a imitá-la de brincadeira. Mas então percebi algo importante quando mudei minha linguagem. Percebi que tomar cuidado criava uma certa tensão em mim; o medo e a rigidez acompanhavam essas palavras. Também percebi que dizer "zero cuidado" causava uma sensação imediata de expansão e me abria à aventura da minha vida. Eu estava pronta para confiar no momento.

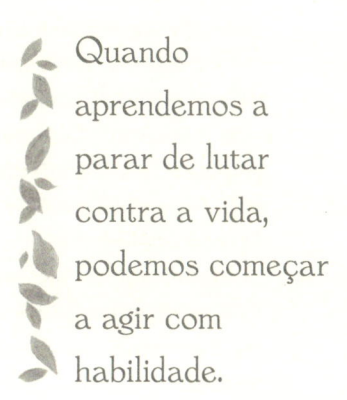

*Quando aprendemos a parar de lutar contra a vida, podemos começar a agir com habilidade.*

## ENVOLVIMENTO

Quem já praticou *rafting* conhece o poder das corredeiras. Lutar contra elas significa perder. Em vez disso, você precisa usá-las a seu favor para percorrê-las em segurança. Aprender a se entregar é uma habilidade como manobrar o bote nas corredeiras sabendo que o poder está na corrente e nas pedras. Cabe a você o papel de evitar virar ou bater com base em sua habilidade. Assim como fazer *rafting*, para praticar a entrega, você precisa aprender a ser levado com habilidade por aquilo que o momento lhe apresenta e apreciar esse processo, quer ele seja realizado em segurança, quer o bote vire e você termine se molhando.

No entanto, é fácil perceber quando declaramos guerra contra algum momento e exigimos que ele nos dê aquilo que queremos, exatamente da maneira como gostaríamos. Seria como fazer a corredeira tentar fazer o que queremos que ela faça. Essa atitude é desastrosa no bote e também na vida. Quando precisamos que a vida aconteça de determinada maneira, ficamos limitados e tensos, em vez de nos abrirmos à corrente da vida. Contudo, quando somos guiados pelas corredeiras, nos tornamos remadores mais habilidosos.

Quando discutimos o primeiro princípio, o da não violência, eu mencionei Brooks, o menino de 3 anos que começou a ter prisão de ventre, e isso criou um desconforto interno para si mesmo e perturbou a família inteira. A história não acaba ali. Brooks havia começado a frequentar uma creche nova e não se sentia à vontade com um dos educadores, que Brooks chamava de "rabugento". Brooks não sabia lidar com a situação, então, seu corpo terminou fazendo a única coisa que conseguia fazer naquela época — parar de defecar. No entanto, sua mãe, Ann, consciente dos medos de Brooks naquela situação, convidou-o a enfrentá-los. Ela segurou a mãozinha firme de Brooks, levou-o até o educador e ficou do lado dele enquanto o garoto lidava com a pessoa que temia. Depois desse confronto corajoso, Brooks se livrou daquilo, o educador e a criança se tornaram mais próximos e a família voltou ao normal.

Essa história é um exemplo do poder que temos de lidar com a vida com determinação e atitude. Ninguém estava negando a gravidade do que vinha acontecendo, e também não havia uma sensação de impotência passiva na situação. Ann incentivou o filho, Brooks, a enfrentar a vida como ela é — assustadora e avassaladora. E, durante o processo, Brooks se tornou mais habilidoso em sua relação com a vida.

A história de Dietrich Bonhoeffer é mais um exemplo de alguém que encarou o momento com integridade. Bonhoeffer era um pastor luterano na época em que Hitler tomou o poder. Enquanto os outros preferiram ignorar o que estava acontecendo, Bonhoeffer permaneceu presente na realidade do momento. Enquanto testemunhava as atrocidades do fascismo e do racismo, ele sentiu que precisava se entregar à sua necessidade de agir em relação ao sofrimento que estava presenciando. Em uma decisão angustiante, ele se tornou parte de um pequeno grupo de pessoas que planejaram assassinar Hitler. A tentativa deu errado, e Bonhoeffer foi preso. Apenas algumas horas após a libertação da Alemanha, Bonhoeffer foi enforcado. Seus escritos da prisão, enquanto aguardava a execução, têm revelações brilhantes sobre a luta, a integridade e a coragem que a vida pode exigir de nós. A entrega não é algo passivo.

Envolver-se com o momento custou a vida de Dietrich Bonhoeffer. Com Brooks, foi algo que exigiu coragem. Para outros, como William Wilberforce, cujo trabalho incansável e intenso levou ao fim do comércio britânico de escravos, a entrega exigiu perseverança. A História está cheia de pessoas grandiosas que se entregaram às dificuldades e aos desafios da época, envolvendo-se neles com criatividade e habilidade. Essas pessoas inspiradoras entenderam que entrega significa se doar a um propósito maior, pois era isso que a vida pedia deles. Elas não eram "pessoas grandiosas" desde o início. Entretanto, a cada desafio que a vida lhes apresentava, em vez de fugir, elas amadureciam para lidar com o momento de forma habilidosa.

## ACEITAÇÃO

Isso não quer dizer que devemos procurar a grandeza. Na verdade, devemos prestar atenção nas necessidades de cada momento. Se temos consciência daquilo que está bem à nossa frente, obtemos pistas sobre o nosso desenvolvimento e nossa direção. Quando a vida precisa de nós, ela vem até nós, mas só percebemos quando estamos atentos e se temos coragem suficiente para reagir. É como se estivéssemos dançando em dupla com a vida. Não guiamos a dança nem somos arrastados como um peso morto. Como parceiros de dança da vida, nosso papel é nos mantermos vulneráveis e abertos, mas também presentes para podermos acompanhar o próximo passo, aonde quer que ele nos leve, enquanto acrescentamos nosso próximo estilo.

A vida sabe mais o que deve ser feito do que nós. Nossa tarefa é apenas abrir mão do controle e receber cada momento de coração aberto e dançar habilidosamente com ele. Quando praticamos os outros nove princípios, aprendemos a desenvolver compaixão, coragem, audácia e contentamento, e também percebemos que, muitas vezes, atrapalhamos a nós mesmos. Quando aumentamos nossas habilidades relacionadas aos *yamas* e *niyamas*, somos capazes de acolher cada momento enxergando o que ele exige de nós.

Swami Rama costumava dizer "faça o que cabe a você; não faça o que não cabe a você". Essas palavras podem soar simples aos nossos ouvidos, mas são profundas para a nossa compreensão da entrega. Quando deixamos de lado aquilo que não conseguimos mudar, amadurecemos cada vez mais na direção da nossa contribuição única para a vida. Cada pessoa tem algo que lhe cabe fazer, quer seja algo pequeno ou grande, e essa é a nossa contribuição para a humanidade como um todo. Quando distinguimos onde está o nosso caminho e nos entregamos a essa consciência, passamos a sentir uma liberdade e uma alegria que jamais imaginávamos ser possíveis.

Há uma imagem do Oriente que retrata o convite do princípio da entrega. É a imagem de uma serpente tão forte e equilibrada que ela sustenta a Terra inteira na cabeça. No entanto, ela também é tão maleável que a realeza e os bebês estão deitados confortavelmente em seu corpo enroscado, sendo acalentados. É uma imagem de força e maleabilidade *ao mesmo tempo*. É isso que a entrega pede de nós: força suficiente para que você se envolva com

> A entrega pede que você tenha força suficiente para se envolver com cada momento com integridade e, ao mesmo tempo, maleabilidade suficiente para fluir com a correnteza da vida.

> *Ishvara pranidhana* é a entrega do ego a um propósito mais elevado. Quando o ego cessa de lutar para ficar em primeiro lugar, a vida começa a nos nutrir e alimentar de incríveis maneiras.

cada momento com integridade e, ao mesmo tempo, maleabilidade suficiente para fluir com a correnteza da vida.

## DEVOÇÃO

Uma amiga, certa vez, me contou um sonho vívido que mexera muito com ela. No sonho que lhe pareceu real, uma mulher aparecia e, saindo do peito dela, proclamava bem alto: "Para ter um dia bom, você precisa abrir a porta e DEIXAR DEUS ENTRAR!". Que maneira profunda de começar todos os dias, lembrando-se da entrega.

Entrega, no fim das contas, é uma atitude de devoção que acontece no coração e permeia todas as nossas atitudes e ações. No sentido mais profundo, *ishvara pranidhana* é a entrega do ego a um propósito mais elevado. Ou, como diz Richard Rohr, "é a prece do 'venha a nós o vosso reino'; e, assim, o meu reino se vai". Quando o ego se entrega, o coração se expande. Quando o ego para de se esforçar tanto para conseguir o que quer, a vida começa a ter ritmo e suavidade. Quando o ego cessa de lutar para ficar em primeiro lugar, a vida começa a nos nutrir e alimentar de incríveis maneiras.

Quando amadurecemos totalmente em função do que essa joia nos ensina, começamos a compreender a magnanimidade daquilo que nos guia, protege e nutre, e que também cuida de nós. Começamos a entender que há algo muito maior "agindo" por nós, e passamos a entregar todas as nossas ações, assim como seus frutos, aos braços do divino. Entrega é saber que fazemos parte dessa Unidade Divina e nos sujeitarmos a esse todo e a sua grandeza. Nesse processo, descobrimos que, em vez de nos perdermos, terminamos nos tornando parte dessa própria grandeza.

# QUESTÕES PARA ANÁLISE

Para ter novos *insights* sobre sua vida e a prática da entrega, conviva com as questões a seguir, reflita sobre elas e mantenha um diário. Durante esse mês, baseie sua análise no seguinte texto de Swami Chetanananda:

*Por fim, não há nada que eu possa lhe dizer*
*sobre a entrega, exceto*
*que você não deve possuir nada nem desejar nada;*
*não deve acumular pontos,*
*nem tentar ser mais rico,*
*não deve ter medo de perder,*
*nem se interessar particularmente*
*pela própria personalidade.*
*Escolha ser feliz*
*independentemente do que lhe acontecer.*
*Essas são algumas das pistas.*
*O resto, aprendemos com a prática e a graça.*

**Semana um:** Nessa semana, observe seu comportamento e suas reações a cada momento. Você está assustado, confiante, lutando, julgando ou irritado? Perceba se há algum padrão em seu comportamento.

**Semana dois:** Nessa semana, observe se alguma tensão se manifesta em seu corpo quando você deseja que algo aconteça "da sua maneira". Conscientemente, escolha relaxar o corpo e passar a ter uma atitude de curiosidade. Perceba o que acontece.

**Semana três:** Nessa semana, pratique acolher bem cada momento e amadurecer para aproveitar a oportunidade do que lhe está sendo oferecido e do que está sendo pedido de você. Quando perceber que está tentando se afastar, confie que a vida está lhe dando a chance de ser uma pessoa mais completa e habilidosa. Apoie-se com as seguintes palavras de Pablo Picasso: "Estou sempre fazendo aquilo que não sei fazer para poder aprender a fazê-lo.". Torne-se um aluno habilidoso e merecedor de cada momento que a vida lhe oferece.

**Semana quatro:** Nessa semana, acorde todos os dias e "deixe Deus entrar". Acredite em algo mais grandioso do que você e deixe suas ações, sua mente e seu coração se alinharem com essa grandiosidade.

**Durante esse mês, pense nas palavras de Swami Chetanananda e aprenda sobre a entrega com "a prática e a graça".**

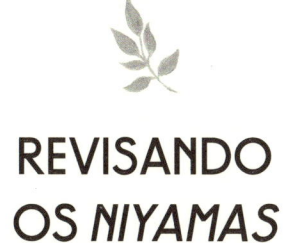

# REVISANDO
# OS *NIYAMAS*

Muitos anos atrás, fiz uma grande mudança em minha vida. Alguns acontecimentos me fizeram perguntar: "Qual o limite do meu bem-estar?". Comecei a me perguntar se eu poderia me sentir melhor e ter mais vitalidade e clareza a cada ano que passava. Na época, a pergunta me pareceu radical em comparação às expectativas relacionadas ao envelhecimento. No entanto, concluí que valia a pena fazer aquele experimento e que eu teria de fazer escolhas relacionadas a minha dieta, minhas atividades e meus pensamentos que auxiliassem essa investigação.

Os *niyamas*, ou observâncias, são um convite para explorarmos radicalmente uma possibilidade. Qual o limite do meu bem-estar? Quanta alegria pode haver em minha vida? Só descobrimos isso quando fazemos escolhas conscientes, voltadas para essa exploração. Os cinco *niyamas* descrevem essas escolhas em linhas gerais.

Nessa exploração, não há certo nem errado, nem melhor ou pior. Assim como os *yamas*, os *niyamas* nos indicam a direção de algo melhor do que aquilo que conhecemos no momento. É como se tivéssemos cinco sementes para plantar e cuidar em nosso ser interno. Elas são a pureza, o contentamento, a autodisciplina, o estudo de si mesmo e a entrega. Nós cuidamos dessas sementes das seguintes maneiras:

- purificando nosso corpo, nossa fala e nossos pensamentos;
- nos apaixonando pela própria vida;
- escolhendo conscientemente a disciplina e o amadurecimento;
- conhecendo o "eu";
- prestando atenção naquilo que a vida pede de nós.

Quando essas sementes começam a dar frutos, nós nos tornamos inabaláveis e passamos a sentir nossa essência interna de uma forma harmoniosa e profunda, e passamos a sentir uma alegria imensa a cada vez que respiramos. Os *niyamas* são tanto um convite quanto uma orientação para essa exploração.

| | |
|---|---|
| PUREZA | Um convite para purificarmos nosso corpo, nossa fala e nossos pensamentos. |
| CONTENTAMENTO | Um convite para nos apaixonarmos pela própria vida. |
| AUTODISCIPLINA | Um convite para escolhermos conscientemente a disciplina e o amadurecimento. |
| ESTUDO DE SI MESMO | Um convite para conhecermos o "eu". |
| ENTREGA | Um convite para prestarmos atenção no que a vida pede de nós. |

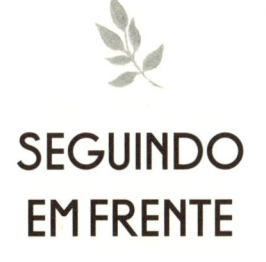

# SEGUINDO
# EM FRENTE

Na minha infância, eu adorava fingir que era um cavalo. Não um cavalo qualquer, mas um belo cavalo preto e veloz que galopava livremente pelo campo aberto e dava saltos gigantes sobre todos os obstáculos que surgiam em meu caminho.

Muito embora minha relação com os cavalos tenha permanecido apenas em minha imaginação, eu ainda os amo. São lindos animais, e fico bastante empolgada quando os vejo correr com força e elegância em um campo aberto ou dar aquelas graciosas voltas nas competições de hipismo. Certa vez, o teólogo Peter Marty falava dessas competições, e, nessa ocasião, ele fez alguns comentários interessantes. Ele disse: "Nós, que só tivemos contato com uma competição de hipismo pela televisão, achamos quase surreais a elegância e a suavidade desses animais quando saltam. Ficamos maravilhados com a tranquilidade dos cavaleiros. Admiramos sua concentração serena quando eles saltam os obstáculos [e nos perguntamos se esses cavaleiros têm] algum instinto a mais em relação a nós.".

Marty também falou sobre o treinamento dos cavalos. Ele observou que um dos obstáculos mais comuns dos cavaleiros é o domínio da própria percepção. Boa parte do treinamento se concentra na habilidade de percepção do cavaleiro. Sabe-se que, no mundo do hipismo, se o cavaleiro não aborda as barreiras com uma espécie de "confiança antecipatória", ele jamais consegue dar esses grandes saltos com o cavalo. Peter comentou que um treinador disse o seguinte: "você precisa pegar seu coração, jogá-lo por cima do obstáculo e, então, saltar para buscá-lo".

Iniciamos este livro com a premissa de que todos nós estamos envolvidos com a tarefa de aprender a ser mais humano. Quando olhamos para dentro de nós mesmos e para o mundo do lado de fora, percebemos a imensidão dessa tarefa. Vivemos numa época interessante. As polarizações da humanidade parecem estar brilhando como placas em neon, impossíveis de ignorar. Testemunhamos atos de brutalidade e ganância que surpreendem nossa sensibilidade e trazem horror e incredulidade para o nosso coração. Também testemunhamos atos de extrema compaixão e bondade que nos inspiram, e há um potencial dentro de nós que anseia por ser descoberto.

Quando observo o mundo, me parece que estamos tentando fazer uma grande escolha a respeito de quem somos como humanos. E cada um de nós faz parte dessa escolha. Então a pergunta passa a ser a seguinte: estamos prontos para isso? Para amadurecer e ser o melhor espírito possível, que se reconhece contido em um corpo humano? Conseguimos vislumbrar os dias, a vida, os sistemas e as comunidades de um homem plenamente realizado? Conseguimos usar nossa vida e nossas habilidades para criar um mundo assim dentro de nós e ao nosso redor? Conseguimos "pegar nosso coração, jogá-lo por cima do obstáculo e, então, saltar para buscá-lo"?

Acho que ser um humano deve ser uma das aventuras mais difíceis e entusiasmantes que poderíamos ter. Nessa experiência, apreciamos o gosto de morangos frescos e sorvete, nos aconchegamos no abraço do nosso parceiro, nos maravilhamos com os olhos inocentes das crianças e desfrutamos caminhadas em bosques e praias. Também choramos poços inteiros de tristeza e luto e sentimos rajadas tempestuosas de fúria e raiva. Nessa ampla variedade de emoções, indo do medo à compaixão, somos capazes de realizar ações que afetam a vida dos outros com efeitos secundários que provavelmente nos surpreenderiam. Trazemos sofrimento e luz para este mundo de maneiras profundas. É uma realidade incrível que precisamos admitir para, então, usá-la com habilidade.

Antes de acharmos essa tarefa difícil demais, Ann Maxwell nos lembra que precisamos prestar atenção em nossas escolhas cotidianas. Ela disse: "É relativamente fácil ser bondosa, compassiva, acessível e expansiva quando estou sentada em segurança em meu tapete de yoga. Posso me sentir extremamente apaixonada nele. Posso oferecer minha prática como uma prece. No entanto, a pergunta é a seguinte: será que vou escolher o amor quando sair do tapete? A verdadeira prova de amor acontece no cotidiano, momento a momento. Eu consigo me manter acessível quando estou voltando para o meu carro em meio à escuridão? Consigo encontrar a compaixão lidando com julgamentos, sejam eles meus ou seus? Ou com alguma presunção, seja ela sua ou minha? Consigo manter uma conexão amorosa com a minha respiração quando fico para trás? Consigo escolher a fé quando meus entes queridos estão passando por necessidades? Consigo lidar de modo paciente com as tarefas domésticas? E com as interrupções? Nesses momentos, nossas escolhas referentes ao medo ou ao amor são mais desafiadoras e cruciais.".

Para lidar com as tarefas diárias da nossa vida e com as percepções mais amplas da humanidade, talvez seja útil estudar nossa percepção como um cavaleiro prestes a dar um grande salto. Talvez precisemos do estímulo da confiança antecipatória. Talvez precisemos confiar nos pequenos e grandes saltos antes que eles aconteçam, e "jogar nosso coração por cima do obstáculo... e, então, saltar para buscá-lo".

Os *yamas* e *niyamas* são o fundamento para estudarmos nossa percepção e para estimularmos nossa confiança antecipatória enquanto lidamos com os desafios e as alegrias da nossa humanidade coletiva e singular. Que você descubra o poder que essas dez joias têm de guiar e moldar a integridade da sua vida enquanto embarca nesse grande experimento humano.

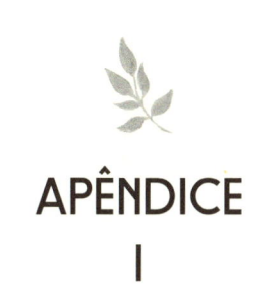

# APÊNDICE
# I

## A PERSPECTIVA OCIDENTAL
## *VERSUS* A PERSPECTIVA ORIENTAL

As culturas têm certas suposições e "leis" implícitas relacionadas à maneira de percebermos a vida. Essas leis não são necessariamente certas ou erradas, mas influenciam a experiência da realidade de cada uma dessas culturas.

Como os conceitos orientais do yoga estão sendo descobertos e buscados no Ocidente, acho importante especificar algumas suposições culturais que são diferentes na constituição do pensamento dessas duas culturas.

Uma advertência: essa é minha opinião sobre o assunto, que certamente não se esgota com essa discussão. Também decidi discutir as diferenças sobre alguns aspectos gerais e a mistura cultural de religião, filosofia e características seculares que parecem se combinar em certos contextos.

| Ocidente | Oriente |
|---|---|
| busca de conquistas | busca do desapego |
| moralidade — certo e errado | ética — causa e efeito |
| pensa-se "ou um ou outro" | pensa-se "ambos" |
| regras e respostas | questionamentos e experimentos |
| erros = fracasso | erros = experiências/aprendizados |

Tenho a esperança de que podemos começar a nos fazer perguntas básicas sobre nossas crenças e suposições possivelmente não examinadas. Com essa reflexão, chegaremos mais perto de sermos influenciados por novas ideias e compreenderemos mais a fundo a ética do yoga.

Como somos um espírito ocupando um corpo, não há nada faltando que precisemos encontrar ou adquirir. Tudo que nos é necessário já está dentro de nós. Praticar essas instruções é praticar o desapego de crenças e hábitos limitados que nos prendem à falsidade da nossa impotência e do nosso desespero. Assim como removemos as camadas de uma cebola, somos convidados a remover as crenças e os sistemas que não nos ajudam mais a viver plenamente nossa humanidade.

A alegria não pertence ao mundo da felicidade que os publicitários nos mostram. Ela não pode ser comprada nem conquistada, pois não depende de coisas externas. As coisas externas mudam; isso faz parte da natureza delas. Sentimos ondas de felicidade quando adquirimos coisas, mas também sentimos ondas de tristeza quando elas não se comportam da forma que desejávamos. Quando buscamos a felicidade, vivenciamos os altos e baixos de uma montanha-russa. A princípio, subimos; depois, despencamos; e por fim começamos a subir devagar mais uma vez. Quando assimilamos totalmente a nossa completude, podemos parar de buscar as coisas e simplesmente começar a nos desapegar delas.

Para entendermos totalmente o conceito de completude, precisamos perceber quanto a cultura da conquista está arraigada em nosso interior. Aprendemos que sempre existe uma coisa a mais que precisamos obter para nos sentirmos completos. E depois outra. Os publicitários se aproveitam completamente disso, e é por esse motivo que é tão fácil termos coisas demais e nos exaurirmos tentando obtê-las. Muitas vezes, sem nem perceber, tivemos a esperança de que alguma coisa a mais fosse nos completar. Até mesmo a espiritualidade pode passar a ser vista como algo a ser conquistado, em vez de ser algo que já temos.

Quando você começa a se desapegar das camadas de limites e ilusões com as quais se cobriu, essas dez instruções o encontram no mesmo nível do seu desenvolvimento. Elas revelam novos aspectos de si mesmas para você, além de ter significados mais profundos e densos. Como se você tivesse enchido a despensa com uma quantidade de alimentos grande demais para ser comida de uma vez só, esses princípios começam a revelar seus segredos para você aos poucos. E, como numa relação íntima, continuarão a alimentá-lo(la) e surpreendê-lo(la).

Essas joias não são um posicionamento moral de regras práticas e rígidas. Elas não especificam no que você deve acreditar nem o que deve buscar em sua vida para se realizar. Na verdade, elas o preparam para que você lide com cada situação com flexibilidade, compreensão e sabedoria. Elas lhe dão ferramentas para viver com mais simplicidade, criar menos incômodos em sua vida e se livrar dos entulhos. Depois de liberar esse espaço, você poderá escutar os seus anseios mais recônditos e refletir sobre as questões mais importantes de sua vida.

Todos nós terminamos caindo no feitiço do "sonho americano", seja de maneira consciente ou inconsciente. De alguma forma, aprendemos a acreditar que, se fizermos as coisas "certas", a vida nos abençoará com felicidade e coisas boas. Quando a situação não corre como o esperado, nos sentimos um fracasso. A realidade desse mundo físico é composta de opostos, assim como uma moeda que tem cara e coroa. Se ela só tem cara, não é uma moeda. Se só existe felicidade, não há vida. Viver habilidosamente não significa que as coisas acontecem como desejamos; significa que estamos preparados para lidar com dignidade com tudo o que a vida nos apresenta. Os finais de Hollywood são apenas metade da história.

Em vez de discutir o certo e o errado da moralidade, esses princípios analisam a vida com base em causa e efeito. Isso significa simplesmente observar nossas ações com atenção e descobrir o que dá certo e o que não dá. Se alcançamos os resultados desejados, continuamos a ação; caso contrário, devemos mudá-la. Horst Rechelbacher, fundador das empresas Aveda Corporation, Intelligent Nutrients e HMR Enterprises, afirma em seu livro *Alivelihood* que deve boa parte do imenso sucesso de sua vida ao acompanhamento diário das causas e de seus efeitos. Horst deixou uma vida de pobreza na Hungria para se tornar um ícone do empreendedorismo de sucesso, incorporando a ética ambiental.

Seguir as joias do yoga requer curiosidade e um espírito aventureiro. Criamos experimentos e observamos quais deles geram os resultados desejados e quais não geram. A partir desse ponto de vista, toda a nossa participação na vida é um sucesso, pois tudo o que fazemos nos fornece informações valiosas. Somos o cientista, e nossa vida é o laboratório. Assim como todos os experimentos científicos, "fracasso" é um sinal de movimento para a frente. E podemos nos entusiasmar com aquilo que não conhecemos e que ainda descobriremos.

A criatividade e a espontaneidade usadas para fazermos dos erros avanços podem ser exemplificadas por uma história. Na universidade, participei de um concurso de beleza. Como lembrança, ganhei uma bola de futebol americano autografada para marcar o evento. Embora hoje eu tenha vergonha de admitir, guardei a bola por muitos anos porque ela me fazia me sentir bem. Quando meus filhos eram pequenos, eles a pegaram para jogar futebol. Assim, a borracha da bola terminou se desgastando em muitos lugares. Não fiquei nada feliz.

Então, meus filhos fizeram algo de que nunca vou me esquecer. Eles cobriram a bola rasgada com fita adesiva e nela pintaram as seguintes palavras: Melhor Mãe do Mundo. Meus filhos entenderam intuitivamente a criatividade que essas joias nos convidam a ter. Em vez de serem tomados por arrependimentos, culpa ou vergonha, eles transformaram o "erro" em um ato tão carinhoso que me comove até hoje, muitos anos depois. Não seria incrível se todos nós soubéssemos lidar com cada momento da nossa vida, inclusive com os erros, com toda essa criatividade? Esses princípios nos mostram como isso é possível.

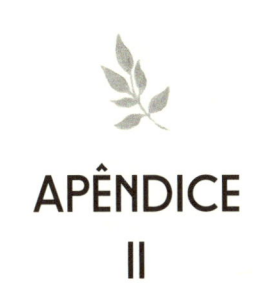

# APÊNDICE II

## OS FRUTOS DA PRÁTICA

Sempre fico fascinada quando uma ideia nova e diferente se manifesta em toda a consciência humana de uma vez só. É quase como se nós, como uma raça, de repente amadurecêssemos e estivéssemos prontos para adotar uma nova estrutura para nos entendermos. Sei que isso é verdade quando a ideia aparece simultaneamente em vários livros, chegando até a adesivos para carros. A seguinte citação de Jacquelyn Small é um exemplo de ideia, antes inédita, que hoje se populariza:

> *Não somos seres humanos tentando ser espirituais;*
> *somos seres espirituais tentando ser humanos.*

Essa afirmação é bastante profunda, pois, assim, desviamos o nosso olhar do céu para a humanidade aqui na Terra. Então, a pergunta passa a ser: como viver dentro dos limites de um corpo, de um tempo e de um lugar? Como conviver com os outros e compartilhar os recursos? Como participar plenamente da humanidade, criando e aproveitando as muitas oportunidades que temos de vivenciar a vida de diversas formas, com o máximo de prazer possível? Como nos tornar hábeis e competentes em relação à nossa humanidade?

Com a prática desses princípios éticos, nós nos desviamos constantemente do egoísmo para a perfeição da humanidade se expressando por completo.

### A *perfeição de cada* yama *traz*

Não violência — uma aura de paz que protege o eu e o outro

Verdade — as palavras ditas sempre se tornarão verdade

Não roubar — abundância

Moderação — muita vitalidade

Não apropriação — o conhecimento da experiência


### A *perfeição de cada* niyama *traz*

Pureza — clareza

Contentamento — alegria

Autodisciplina — refinamento

Estudo de si mesmo — liberdade

Entrega — harmonia

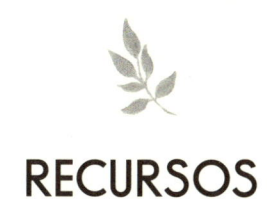

# RECURSOS

## A VIDA É SEU RECURSO

Filmes aparentemente simples, autobiografias de pessoas famosas, textos sagrados e ensinamentos de todas as religiões, e os encontros de um dia comum — tudo isso tem algo a nos dizer.

Quando abrimos os olhos e enxergamos tudo como uma oportunidade de explorar e aprender, tudo passa a ter a capacidade de nos ensinar e nos fazer amadurecer.

# SOBRE
# A AUTORA

## BIOGRAFIA DE DEBORAH

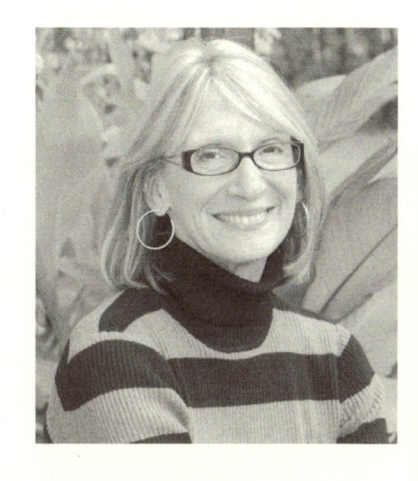

Deborah Adele fez mestrado em Estudos Liberais e também em Teologia e Estudos Religiosos. Além de ser professora de yoga com a certificação ERYT500,[12] ela tem certificados de cursos de Kundalini Yoga, Hatha Yoga, Yogaterapia e Meditação. Certificou-se também em terapia Gestalt e educação somática. Por mais de catorze anos, Deborah combinou sua experiência em administração e seu amplo conhecimento da filosofia do yoga com seu trabalho de construção do Yoga North, que hoje é um centro de yoga de sucesso. Atualmente, ela escreve, ensina, presta consultoria e pratica yoga.

Durante três anos, Deborah trabalhou como consultora em uma empresa em Boulder, Colorado, onde combinava o conceito de corpo e respiração com habilidades de desenvolvimento organizacional a fim de aperfeiçoar a liderança e a administração de várias empresas do país. Ela escreveu uma coluna regular sobre bem-estar para o jornal *Duluth News Tribune* e também lançou dois CDs, *The Art of Relaxation* (A Arte do Relaxamento) e *The Practice of Meditation* (A Prática da Meditação). Hoje em dia, Deborah é proprietária da Adele & Associates, uma empresa cujo objetivo é aumentar a clareza, a produtividade e a integridade de indivíduos e sistemas. Deborah tem um pensamento aguçado e inovador e, onde quer que esteja atuando, usa seu conhecimento e treinamento para ajudar os outros a ter uma vida de equilíbrio, clareza e bem-estar.

---

12. ERYT500 — Experienced Registered Yoga Teacher (professor de yoga certificado com experiência) — é uma certificação da instituição americana Yoga Alliance obtida com a complementação de quinhentas horas de curso de formação de yoga e ensino de yoga por, no mínimo, quatro anos. (N.T.)

Além da sua empresa e de sua experiência com o yoga, Deborah já viajou várias vezes para a Índia a fim de estudar e explorar conhecimentos. Ela acha importante que nos perguntemos continuamente "O que significa ser um humano?", colocando-nos em lugares onde podemos ser desafiados e transformados, contando a verdade para nós mesmos e praticando diariamente alguma forma de oração, meditação ou reflexão.

Atualmente, Deborah mora com o marido, Doug, em Duluth, onde os dois conversam animadamente sobre espiritualidade. Seus dois filhos e quatro netos complementam sua vida.

## OUTROS PRODUTOS E SERVIÇOS DE DEBORAH

Deborah lançou dois CDs, *The Art of Relaxation* (A Arte do Relaxamento) e *The Practice of Meditation* (A Prática da Meditação) para compartilhar seu amor pela ferramenta da observação do próprio interior como uma maneira de encontrar significado e obter mais compreensão sobre o "eu".

Além de ter escrito um *best-seller* e lançado dois CDs sobre yoga, Deborah dá aulas em grupo ou particulares. Com sua assistência, os alunos passam a ter uma combinação dinâmica de esperança, da inspiração e do conhecimento prático.

Seguem alguns dos temas de *workshops*, palestras, consultorias, formações de professores e programas de estudo aprofundados:

- Criando harmonia com os *yamas*
- Cultivando a vida interna com os *niyamas*
- Porcos comem lobos: como conversar com sua sombra
- O que é meditação? Por que e como fazê-la?
- A mente: ponto de encontro entre envolvimento e liberdade
- Os *kleshas*: a perspectiva do yoga sobre o sofrimento
- Libertando os hábitos do corpo por meio da educação somática
- Como encontrar bem-estar no corpo, na mente e no espírito
- Crenças: como ter uma vida analisada

## FALE COM DEBORAH

Para saber mais sobre Deborah, acompanhar o blog dela ou conferir o que mais ela tem a oferecer, visite DeborahAdele.com. Você também pode contatá-la diretamente escrevendo para Deborah@DeborahAdele.com.

# UMA MENSAGEM PARA O LEITOR

*Desejo a você as bênçãos mais preciosas,*
*à medida que você se tornar um participante mais habilidoso*
*em sua vida. Que novas possibilidades e*
*uma alegria inenarrável o surpreendam diariamente.*

*Deborah Adele*

# AGRADECIMENTOS

Um livro nunca é escrito num vácuo; essa constatação me deixou mais humilde. A cada pessoa cuja participação transformou este livro em realidade, muito amor e gratidão — estas páginas e também o meu coração contêm as suas vozes.

Muita gratidão aos sábios e professores que seguem a tradição do yoga e que, ao compartilharem essa riqueza de maneira altruísta com o Ocidente, criaram uma nova sensação de entendimento, equilíbrio e oportunidade para a consciência ocidental. Espero sinceramente que nós ocidentais mereçamos esse presente e usemos essa sabedoria no escopo mais amplo da humanidade e da Terra.

Muita gratidão a Yogiraj Achala, com seu amor e o ensinamento que me proporcionaram fragmentos de mim mesma.

Muita gratidão a Vyaas Houston, do American Sanskrit Institute [Instituto Americano de Sânscrito], por sua generosa orientação na elaboração dos caracteres do sânscrito. Seu caráter é impecável, e seu amor pelo sânscrito, comovente e inspirador.

Gratidão a Catherine Larsen por compartilhar seus *insights* e sua criatividade nos belos *haikus* que iniciam cada capítulo. Com eles, o livro ficou mais precioso.

Muita gratidão a Ann Maxwell, minha amiga e parceira, que personifica esses princípios. Embora as palavras deste livro sejam principalmente minhas, elas se originaram durante nosso trabalho juntas através dos anos, como colegas, e representam nossos pensamentos e nossas experiências. Ao longo do livro, o leitor escuta a pureza da sua voz e encontra a coragem com que ela vive a vida. Temos uma parceria que escolhemos de modo consciente, e é com base nisso que praticamos esses princípios de forma recíproca. Essa escolha tem nos mantido revigoradas e determinadas.

Gratidão a Jill Pospisil, pois seu apoio, seus comentários e sua pesquisa incansável trouxeram clareza e integridade à obra. Gratidão ao doutor Phil Nuernberger, por seu incentivo e estímulo constantes que me fizeram manter o foco. Phil tem sido um importante mestre em minha vida. Gratidão ao reverendo Douglas Dirks, a Dharmi Cunningham e a Ron Johnson, que fizeram a gentileza de ler o manuscrito do livro e me incentivar e orientar — a disposição e o amor deles foram uma base importante que serviu de impulso para que eu o publicasse.

Agradeço a Brooks e Coral Anderson, que disponibilizaram com generosidade sua rústica cabana no lago, cujo silêncio favoreceu minha escrita. Obrigada também a Nancy Hanson-Bergstrom e John Bergstrom, a Catherine e Lauren Larsen, e a Ron Johnson, que compartilharam seus lares como um espaço para eu escrever.

Agradeço aos editores Sara Duke e David Devere — a clareza, as ideias e o amor deles pelos livros me mantiveram estimulada e inspirada. Eles fizeram desse processo uma aventura divertida e criativa, e me sinto grata pelo fato de eles terem corrido esse risco.

Agradeço a Michelle Skally Doilney e Debbie Nuernberger, que me permitiram fechar a porta e escrever.

Gratidão à incrível comunidade de pessoas que aprendem e praticam no Yoga North Studio, em Duluth, Minnesota; sua grande dedicação e seu comprometimento comoveram profundamente meu coração.

Gratidão e amor à minha família e aos meus amigos, que me fornecem um espaço onde posso viver a prática desses princípios e que me amam de todo modo.

Enfim, muito amor e gratidão ao meu marido, Doug Paulson, por seu amparo, seu amor e a assistência incansáveis e indescritíveis. Doug estimula meu pensamento, leva uma vida altruísta, incentiva minhas explorações, traz humor à monotonia e faz de cada dia uma grande aventura.